TDAH

Déficit de Atenção, Distúrbio ou apenas distração?

Valdira Abreu Magalhães Nina Lee de Sá

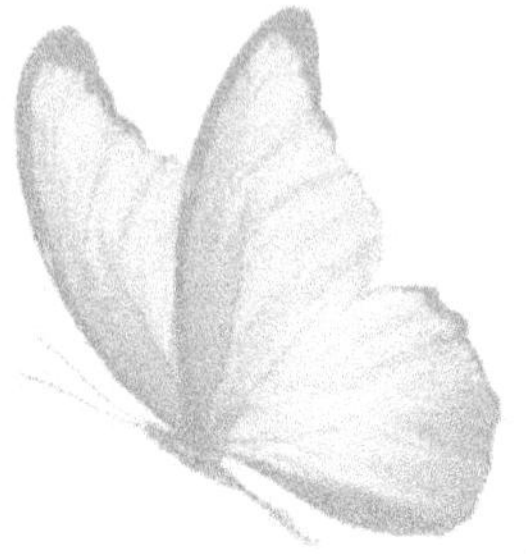

Aprendi que nossa jornada é enriquecida pela convivência com diversas pessoas, absorvendo diariamente as lições que cada indivíduo nos oferece. É profundamente inspirador quando nos reconhecemos como parte de uma pluralidade de seres, e compreendemos que nunca estamos verdadeiramente sozinhos, independentemente de nossos esforços para isso. Somente aqueles que amam verdadeiramente conseguem captar a essência mais profunda das experiências, como se pudessem ouvir os segredos do universo. Por meio destas palavras, compartilho o conhecimento que me foi transmitido e assimilado em minha jornada pessoal. Peço que não adote minhas crenças como suas, encorajo que busque o aprendizado por si mesmo, forme suas próprias conclusões e siga seu próprio percurso.

"Não desistir sempre foi o lema que guia minha existência"

Sumário

Notas da autora

A dinâmica familiar envolvendo crianças com Transtorno do Déficit de Atenção e Hiperatividade (TDAH) pode ser complexa e desafiadora. Frequentemente, surgem situações onde os pais, especialmente quando há discordâncias no relacionamento, podem interpretar de forma distinta o comportamento da criança, levando a conflitos interpessoais significativos.

Essa desconexão nas percepções pode não apenas afetar a relação entre o casal, mas também se estender ao relacionamento com os irmãos da criança com TDAH. É notável como os sintomas do TDAH - como impulsividade, hiperatividade e dificuldade de concentração - podem influenciar as interações familiares.

A mãe, muitas vezes sendo mais presente no cuidado diário da criança, pode desenvolver uma sensibilidade ampliada para identificar e lidar com os comportamentos desafiadores do filho ou filha.

Por outro lado, o pai, por vezes, pode interpretar de forma distinta esses mesmos comportamentos, atribuindo a causa a fatores externos, como a permissividade materna.

Essa disparidade de entendimento pode levar a conflitos entre os pais, nos quais um dos genitores pode duvidar da legitimidade dos relatos do outro, questionando a necessidade de intervenções profissionais.

É crucial que os pais e os profissionais da saúde compreendam que as crianças com TDAH podem reagir de maneiras diversas em relação aos pais, exigindo uma abordagem individualizada e a consideração das peculiaridades das interações familiares.

Além das tensões entre os pais, é importante destacar a influência do TDAH nos relacionamentos entre os irmãos.

Crianças com esse transtorno muitas vezes apresentam comportamentos disruptivos, argumentativos e propensos a incitar ou serem influenciados por condutas inadequadas. Essa dinâmica pode resultar em um aumento significativo de conflitos entre irmãos, criando um ambiente familiar mais tenso e desafiador do que o convencional.

Para lidar com essa realidade complexa, é fundamental que os pais adotem uma abordagem colaborativa e empática. Permitir que o pai assuma um papel mais ativo no cuidado diário da criança com TDAH pode proporcionar insights valiosos e promover uma compreensão mais ampla da situação.

Ao vivenciar diretamente os desafios e comportamentos da criança, o pai pode perceber a validade das preocupações da mãe e reconhecer a necessidade de apoio profissional, sem atribuir culpas desnecessárias.

A promoção de um ambiente familiar harmonioso e de suporte para a criança com TDAH e seus irmãos requer paciência, comunicação aberta e trabalho em equipe. É essencial que os pais reconheçam e respeitem as diferenças nas percepções e abordagens, buscando estratégias conjuntas para manejar os desafios associados ao transtorno.

A intervenção precoce, o apoio emocional e a educação contínua são pilares essenciais para fortalecer o vínculo familiar e promover o bem-estar de todos os membros da família. A complexidade das relações familiares envolvendo crianças com TDAH demanda uma abordagem empática, informada e colaborativa por parte dos pais e dos profissionais envolvidos.

Somente através da compreensão mútua, do diálogo aberto e do apoio conjunto, é possível construir um ambiente acolhedor e solidário que promova o desenvolvimento saudável e equilibrado de todas as partes envolvidas.

Dedicatória (é quase um tratado, mas necessário)

Cletina Abreu Magalhães e Benedita Correa dos Santos, Gratidão!

Na história, podemos encontrar narrativas extraordinárias de mulheres que, desprovidas de laudo, apoio psicológico, medicamentos ou redes de apoio estruturadas, realizaram a notável proeza de educar seus filhos e oferecer-lhes o melhor que podiam.

Essas mulheres, muitas vezes invisíveis aos olhos da sociedade, personificam a força e a resiliência do poder materno, transcendendo as adversidades e desafios da vida. Imagine-se em uma época em que não existiam guias maternais ou grupos de apoio online, onde a informação não era tão ou nada acessível quanto hoje e os recursos eram escassos. Nesse contexto, as mães dependiam de sua intuição, sabedoria ancestral e instinto maternal para guiar seus filhos nos caminhos da vida.

A educação não era apenas transmitida através de livros e conceitos acadêmicos, mas principalmente por meio de exemplos, histórias, ensinamentos morais e valores éticos. Em um mundo onde os papéis de gênero eram rigidamente definidos, as mães muitas vezes carregavam o peso da responsabilidade familiar sozinhas.

Seja devido à ausência do pai, seja pela necessidade de trabalhar fora de casa para prover o sustento da família, ou até mesmo por circunstâncias imprevistas como guerras, epidemias ou desastres naturais, essas mulheres eram forjadas no fogo da adversidade, emergindo como verdadeiras heroínas (não estou romantizando, estou enaltecendo) do cotidiano.

Seu amor incondicional, sacrifício e dedicação moldaram o caráter e a personalidade de seus filhos, semeando neles a semente da resiliência e da empatia, mesmo que muitos não tenham conseguido florescer.

À luz dessas reflexões, torna-se evidente que o poder materno transcende as barreiras do tempo e do espaço. A capacidade das mães de nutrir, educar e cuidar de suas crianças, mesmo em condições adversas, é uma manifestação sublime da resiliência humana. Seja na era da informação instantânea ou nos tempos antigos de silêncio e solitude, o amor materno continua a ser uma força motriz que impulsiona a humanidade para frente.

É importante reconhecer e celebrar o legado deixado por todas as mulheres que, sem laudos, sem ajuda técnica, sem medicamentos modernos e sem redes de apoio formais, desempenharam um papel fundamental na construção do mundo que conhecemos hoje. Seus sacrifícios, sua dedicação e sua resiliência são a estrutura que sustenta os alicerces da sociedade, inspirando-nos a valorizar e honrar o poder materno em todas as suas manifestações.

Capítulo 1

Entendendo o TDAH

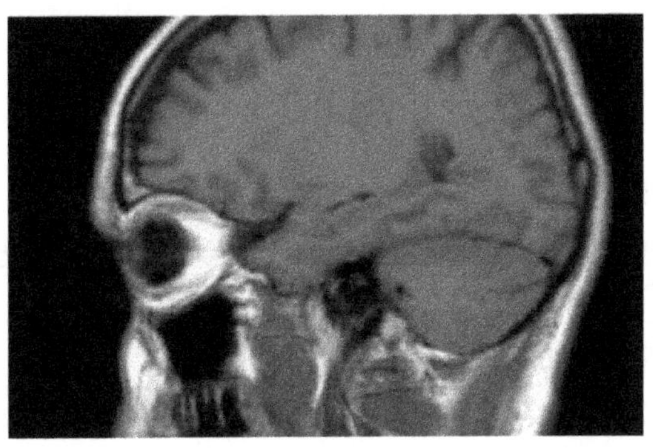

Volume total do cérebro e de cinco de suas zonas é menor em pessoas diagnosticadas com a síndrome
Foto: Free Images

Os pais e profesores devem desenvolver habilidades para gerenciar sua impaciência e cultivar atitudes otimistas, pacientes e persistentes, mantendo-se resilientes diante de desafios e conscientes de que, embora seus filhos possam progredir, é improvável que alcancem um padrão típico de desenvolvimento em relação aos outros de sua idade.

O Transtorno de Déficit de Atenção e Hiperatividade (TDAH) é uma condição complexa que tem despertado muito interesse e debate na comunidade científica.

Em 1917, Von Economo, médico, **descreveu pela primeira vez a patologia hoje conhecida como TDAH:** " *Temos nos deparado com uma série de casos nas instituições psiquiátricas que não fecham com nenhum diagnóstico conhecido. Apesar disso, eles apresentam similaridades quanto ao tipo de início do quadro e sintomatologia que nos força a agrupá-los em uma nova categoria diagnóstica... Estas crianças parecem ter perdido a inibição, tornam-se inoportunas,* impertinentes e desrespeitosas. São cheias de espertezas, muito falantes... (Economo, 1917 apud Prois, 2021, p. 9)."

Historicamente, o TDAH era descrito de maneiras diversas, com diferentes termos utilizados para descrever sintomas persistentes de desatenção, hiperatividade e impulsividade, geralmente observados em crianças em idade escolar.

Ao longo da história o que hoje chamamos TDAH, recebeu várias denominações, dentre essas, lesão cerebral mínima, síndrome hipercinética, disfunção cerebral mínima, considerando que cada nova denominação representava um avanço científico em descobertas sobre o transtorno; o diagnóstico é clínico, porém não existe nenhum tipo de exame nem laboratorial nem de imagem que possa conduzir **a um diagnóstico sozinho** pois, muitas vezes, deve ser feito por uma equipe multidisciplinar através de uma abordagem com muitas avaliações.

No decorrer da história, a atenção humana tem sido um tema de grande interesse e preocupação. No Século XVIII, um período marcado por mudanças sociais, políticas e científicas significativas, surgiram discussões e observações sobre distúrbios relacionados à atenção.

Alexander Crichton, um médico escocês renomado, desempenhou um papel pioneiro ao descrever as características do que viria a ser conhecido como transtorno de déficit de atenção, e sua contribuição nesse contexto é de extrema relevância.

O Século XVIII foi uma época caracterizada por avanços significativos em diversas áreas do conhecimento, incluindo a medicina e a psicologia. Foi nesse cenário que Alexander Crichton se destacou por suas observações e estudos sobre sintomas de desatenção patológica, um fenômeno que ainda não era amplamente compreendido na época.

Nascido em 1763, Crichton tornou-se uma figura proeminente no campo da medicina, contribuindo não apenas com seus estudos sobre as doenças da atenção, mas também com reflexões mais amplas sobre a mente humana e seu funcionamento. Sua abordagem cuidadosa e meticulosa permitiu-lhe descrever de forma detalhada as características do transtorno, lançando as bases para futuras pesquisas no campo.

Ao analisar as contribuições de Crichton e sua abordagem pioneira, somos confrontados com questões essenciais sobre a natureza humana e a complexidade da mente. As doenças da atenção não se restringem apenas a sintomas físicos ou comportamentais óbvios; elas nos desafiam a compreender as nuances e a variedade de formas pelas quais a atenção pode ser afetada.

O legado deixado por Alexander Crichton ressoa até os dias atuais, à medida que continuamos a aprofundar nosso entendimento sobre os transtornos mentais e sua interação com a atenção. Sua abordagem pioneira e sua dedicação à investigação científica servem como inspiração para os profissionais contemporâneos que buscam avançar no campo da saúde mental.

As doenças da atenção, com suas raízes históricas no Século XVIII e a contribuição de figuras como Alexander

Crichton, representam um campo de estudo crucial e em constante evolução. Ao refletirmos sobre o legado desses pioneiros e explorarmos as complexidades da mente humana, somos desafiados a expandir nossos horizontes e a promover avanços significativos no entendimento e tratamento dos distúrbios da atenção.

A compreensão inicial do TDAH estava intimamente ligada a visões puramente comportamentais, mas à medida que a investigação científica progredia, foi se reconhecendo cada vez mais a contribuição de fatores genéticos e neuroquímicos na sua etiologia.

A obra de Heinrich Hoffman, renomado psiquiatra alemão do século XIX, ecoa até os dias atuais através de suas descrições marcantes e reveladoras sobre o comportamento infantil. Em livros como "Felipe, o Inquieto", Hoffman retrata crianças como seres inquietos, facilmente distraídos e até agressivos. Esse retrato intrigante desafia e provoca reflexões sobre as complexidades da infância e sobre a natureza humana em si.

Ao analisar as crescentes preocupações de Hoffman em relação ao comportamento infantil, é importante considerar o contexto histórico e social em que ele estava inserido. O século XIX na Europa viu avanços significativos no campo da psiquiatria, ao passo que também testemunhou mudanças profundas nas estruturas familiares e na percepção da infância.

Nesse cenário de transformações, Hoffman buscou explorar as nuances do desenvolvimento infantil e as possíveis raízes dos comportamentos considerados desviantes.

O livro "Felipe, o Inquieto" destaca-se como uma janela para as inquietudes e desafios enfrentados por crianças em um mundo em constante evolução**. A figura de Felipe, marcada por sua inquietude e agressividade, convida-nos a refletir não apenas sobre a personalidade do próprio personagem, mas também**

sobre as influências ambientais e sociais que moldam tais comportamentos.

Hoffman sinaliza para a necessidade de compreendermos a infância não como um estado homogêneo, mas sim como um processo dinâmico permeado por múltiplas variáveis.

É interessante observar como as descrições de Hoffman sobre as crianças em "Felipe, o Inquieto" podem ecoar em debates contemporâneos sobre saúde mental infantil e práticas educacionais. **A inquietude, a distração e a agressividade, longe de serem meras manifestações isoladas, podem ser interpretadas como expressões de necessidades não atendidas, de dissonâncias emocionais ou de desafios cognitivos.**

Ao encarar tais comportamentos com um olhar empático e investigativo, torna-se possível encontrar caminhos para um apoio mais eficaz e abrangente às crianças em seu desenvolvimento.

No entanto, é crucial abordar as representações de Hoffman com uma perspectiva crítica e sensível às questões éticas envolvidas. A visão do psiquiatra alemão, embora revestida de intenções nobres, pode refletir preconceitos e estereótipos enraizados em sua época. É fundamental contextualizar suas observações dentro de um panorama mais amplo e diversificado, reconhecendo a diversidade de experiências e realidades que permeiam a infância em diferentes contextos culturais e sociais.

As descrições de Hoffman em "Felipe, o Inquieto" abrem portas para reflexões profundas e interdisciplinares sobre a infância, a psicologia infantil e a educação. Sua abordagem provocativa desafia-nos a questionar nossas próprias concepções sobre o comportamento infantil e a buscar abordagens mais holísticas e inclusivas no cuidado e na promoção do bem-estar das crianças em nossa sociedade.

Sobre o pediatra George Frederic Still, é primordial contextualizar a época em que suas ideias ganharam destaque. O século XIX e início do século XX foram tempos marcados por grandes avanços na medicina, mas também por percepções e entendimentos limitados sobre aspectos como comportamento humano e saúde mental.

As ideias de Still sobre a relação entre condições psíquicas e controle moral em crianças sem retardo mental ou problemas físicos provavelmente foram influenciadas por esse contexto histórico.

Em sua conferência, Still descreveu **crianças impulsivas, imediatistas e incapazes de manter a atenção**, com relatos provenientes de pais e professores. **Suas observações, feitas há mais de um século, podem parecer simplistas e até mesmo problemáticas à luz do conhecimento contemporâneo**

sobre o desenvolvimento humano e a saúde mental infantil.

É importante abordar esse tema com sensibilidade e considerar não apenas as contribuições de Still para sua época, mas também como suas ideias ressoam nos debates atuais sobre a infância e a psicologia infantil.

É crucial reconhecer que as percepções de Still refletem uma visão de mundo e uma abordagem clínica que eram predominantes na época em que ele viveu. A compreensão da mente e do comportamento infantil estava em estágios iniciais, e o estigma em torno de questões de saúde mental ainda era significativo.

Dessa forma, as observações de Still podem ter sido feitas com as ferramentas conceituais disponíveis naquele momento e sob a influência de preconceitos e estereótipos da época.

No entanto, ao refletir sobre as afirmações de Still à luz do conhecimento contemporâneo, surgem questões importantes sobre a complexidade do desenvolvimento infantil.

Compreendemos atualmente que o comportamento das crianças é influenciado por uma variedade de fatores, incluindo aspectos biológicos, ambientais, sociais e psicológicos.

A ideia de que déficits no controle moral estão intimamente ligados a problemas psíquicos em crianças sem retardo mental levanta questões sobre como a psicologia infantil evoluiu desde os tempos de Still.

Além disso, a abordagem de Still destaca a importância da interação entre a criança, sua família e sua comunidade. O papel dos pais e dos educadores na promoção do desenvolvimento saudável das crianças é reconhecido como fundamental, e a compreensão das necessidades emocionais e comportamentais dos pequenos é mais ampla e sofisticada do que no passado.

O legado de George Frederic Still, embora marcado por concepções datadas e limitadas do comportamento infantil, ainda suscita reflexões valiosas sobre a evolução do entendimento da infância e da saúde mental infantil ao longo do tempo. Suas observações iniciais, embora questionáveis à luz do conhecimento contemporâneo, contribuíram para o desenvolvimento da psicologia infantil e para um debate mais amplo sobre as complexidades do comportamento humano e da atenção à saúde mental desde a infância.

O estudo de Still nos lembra da importância de uma abordagem holística e atualizada no entendimento e na promoção do bem-estar e desenvolvimento das crianças em nossa sociedade em constante evolução.

No início do século XX, a conexão entre danos cerebrais e problemas de comportamento foi uma questão central para a comunidade médica. Esta relação tornou-se particularmente evidente

durante a epidemia de encefalite aguda que assolou o período de 1915 a 193, despertando interesse e preocupação em especialistas e leigos.

A encefalite aguda, uma inflamação súbita do cérebro, foi causada principalmente pelo vírus da gripe espanhola e afetou milhares de pessoas em todo o mundo. Os efeitos devastadores dessa doença não se limitavam apenas à saúde física, mas também provocavam alterações significativas no comportamento dos pacientes.

Muitos médicos da época testemunharam comportamentos incomuns e até mesmo violentos em indivíduos afetados pela encefalite, levando a uma crescente conscientização sobre a ligação entre danos cerebrais e manifestações comportamentais.

A epidemia de encefalite aguda gerou um interesse renovado no estudo do cérebro e do sistema nervoso, levando a avanços

significativos na compreensão da neurologia e psiquiatria.

Os médicos começaram a relacionar sintomas comportamentais, como agressividade, desinibição e perda de controle emocional, com lesões cerebrais específicas causadas pela doença. **Através de estudos de casos e autópsias de pacientes, foi possível estabelecer correlações diretas entre danos no cérebro e alterações no comportamento.**

Além disso, a epidemia de encefalite aguda levantou questões éticas e morais sobre o tratamento e cuidado dos pacientes com danos cerebrais. O dilema entre a necessidade de intervenção médica e o respeito à dignidade e autonomia dos doentes tornou-se uma preocupação central nesse período.

A sociedade passou a questionar a melhor forma de lidar com indivíduos que apresentavam comportamentos desafiadores devido a lesões cerebrais, destacando a importância de abordagens empáticas e humanitárias na prática médica.

A epidemia de encefalite aguda do início do século XX desempenhou um papel crucial na conscientização sobre a interligação entre danos cerebrais e comportamento humano. Este evento histórico não só contribuiu para avanços significativos na pesquisa médica, mas também ressaltou a importância de considerar o impacto psicológico e emocional de doenças neurológicas.

A compreensão aprofundada dessa relação complexa entre o cérebro e o comportamento é essencial para a promoção de cuidados de saúde mental e neurológica mais holísticos e compassivos em nossa sociedade.

A epidemia de encefalite aguda do início do século XX não apenas moldou a evolução da medicina, mas também destacou a necessidade de uma abordagem integrada e humanizada no tratamento de distúrbios neurológicos e comportamentais.

O transtorno hipercinético da infância, tema dos estudos de Franz Kramer e Hans Pollnow em 1932, envolve uma abordagem complexa à inquietação motora e impulsividade. Esses médicos, ao focarem mais nos sintomas físicos do transtorno do que em julgamentos éticos, trouxeram à tona uma nova perspectiva sobre este distúrbio, indicando sua possível persistência na vida adulta.

Ao destacar a impulsividade e agitação como elementos centrais do transtorno hipercinético, Kramer e Pollnow desafiaram conceitos tradicionais que associavam diretamente tais comportamentos a questões de moralidade.

Sua abordagem científica forneceu uma base objetiva para compreender a condição, afastando estigmas e preconceitos que poderiam cercar aqueles que sofrem com o transtorno.

A ideia de que o transtorno hipercinético da infância pode persistir na vida adulta levanta questões importantes sobre a compreensão e tratamento contínuo de indivíduos afetados.

A visão de Kramer e Pollnow lançou luz **sobre a necessidade de intervenções e apoio ao longo do ciclo de vida de uma pessoa com esse transtorno, reconhecendo assim sua natureza crônica e impacto potencial em diferentes fases da vida.**

A reflexão sobre os estudos de Kramer e Pollnow nos faz considerar a evolução do conhecimento científico em relação aos transtornos mentais ao longo do tempo.

Suas descobertas ajudaram a sedimentar bases mais sólidas para o entendimento e tratamento de condições complexas como o transtorno hipercinético, auxiliando na diminuição do estigma e na promoção de abordagens mais empáticas e eficazes.

Além disso, a discussão em torno da continuidade do transtorno na idade adulta destaca a importância da adaptação e personalização de intervenções terapêuticas ao longo da vida do paciente, reconhecendo as nuances e desafios que podem surgir em diferentes estágios do desenvolvimento.

Em suma, os estudos de Franz Kramer e Hans Pollnow em 1932 representam um marco na compreensão do transtorno hipercinético da infância, enfatizando a importância de uma abordagem científica e compassiva na análise e tratamento de condições psicológicas complexas.

Sua contribuição continua a inspirar pesquisas e práticas clínicas voltadas para o suporte integral e contínuo de indivíduos afetados por esses desafios de saúde mental.

Uma das características que tornam o TDAH tão complexo é a variação na apresentação dos sintomas e na gravidade entre os indivíduos afetados. Enquanto alguns podem exibir predominantemente sinais de desatenção, outros manifestam mais hiperatividade e impulsividade, ou uma combinação de ambos.

Esse espectro de sintomas levou a debates significativos entre os especialistas em saúde mental sobre a definição precisa e a classificação do TDAH.

A inclusão do TDAH no Manual Diagnóstico e Estatístico de Transtornos Mentais (DSM) em sua quarta edição, em 1994, representou um marco importante na consolidação do reconhecimento oficial do transtorno.

No entanto, mesmo essa definição não foi imune a críticas e revisões posteriores. À medida que novas descobertas científicas surgiam, a compreensão do TDAH continuava a evoluir, levando a ajustes nas diretrizes de diagnóstico e tratamento.

A controvérsia em torno do TDAH também se estende ao debate sobre a medicalização excessiva de comportamentos que antes eram considerados normais, levantando questões éticas e sociais importantes.

Alguns críticos argumentam que o diagnóstico de TDAH é muitas vezes excessivamente ampliado, resultando em prescrições desnecessárias de medicamentos estimulantes e impactando a percepção pública sobre questões de saúde mental.

Em síntese, o TDAH é um transtorno multifacetado que desafia as fronteiras entre o biológico e o comportamental, o médico e o social.

A sua história e evolução refletem a complexidade inerente à compreensão das condições de saúde mental e destacam a importância contínua de uma abordagem holística e interdisciplinar para sua avaliação e tratamento.

Neste cenário em constante evolução, é fundamental manter um diálogo aberto e crítico sobre o TDAH, buscando integrar as perspectivas científicas, clínicas e sociais para promover uma abordagem mais compreensiva e empática em relação a essa condição tão amplamente discutida.

O Transtorno do Déficit de Atenção e Hiperatividade (TDAH), classificado como um distúrbio do neurodesenvolvimento, tem sido historicamente mal compreendido, com debates em andamento sobre a existência de um quadro clínico específico, em parte devido à sobreposição de sintomas com outros transtornos que também apresentam desatenção como parte de sua sintomatologia.

No entanto, avanços significativos na pesquisa científica têm contribuído para a evolução do entendimento do TDAH. O uso de técnicas avançadas de neuroimagem estrutural e funcional, juntamente com abordagens da neuropsicologia, tem permitido uma visão mais aprofundada do funcionamento cerebral em indivíduos com TDAH. Essas abordagens fornecem evidências concretas dos correlatos entre o cérebro e o comportamento, ajudando a elucidar as bases neurobiológicas subjacentes ao TDAH.

Está claro que os déficits de atenção observados no TDAH são o resultado de uma complexa interação entre fatores genéticos, ambientais e neurobiológicos. Diferentes estudos têm identificado múltiplas regiões cerebrais associadas ao TDAH, destacando a importância dos circuitos dopaminérgicos e noradrenérgicos na sua fisiopatologia. Esses circuitos desempenham um papel crucial na regulação da atenção, do controle inibitório e do planejamento de tarefas, funções que tendem a estar comprometidas em indivíduos com TDAH.

Além disso, a pesquisa atual tem demonstrado que o TDAH é muito mais do que apenas uma questão de desatenção e hiperatividade. Distúrbios de processamento sensorial, dificuldades emocionais e problemas de auto-regulação também são frequentemente observados em indivíduos com TDAH, destacando a natureza multifacetada desse transtorno.

Os progressos científicos recentes têm contribuído significativamente para esclarecer a natureza neurobiológica do TDAH. A combinação de evidências provenientes de estudos de neuroimagem, neuropsicologia e genética tem fortalecido a visão de que o TDAH é, de fato, um transtorno neurológico legítimo, com bases biológicas e genéticas bem estabelecidas.

No entanto, é fundamental reconhecer a complexidade e a heterogeneidade do TDAH, bem como a importância de abordagens multidisciplinares e personalizadas no diagnóstico e tratamento dessa condição com o objetivo de promover uma melhor qualidade de vida para os indivíduos afetados.

Os circuitos dopaminérgicos e noradrenérgicos desempenham um papel fundamental no sistema nervoso, influenciando uma ampla gama de funções cognitivas, emocionais e comportamentais. Esses sistemas neurotransmissores desempenham papéis distintos, mas complementares, na regulação do humor, motivação, recompensa, atenção e desempenho motor.

Os circuitos dopaminérgicos originam-se principalmente da substância negra e área tegmental ventral, influenciando áreas cerebrais como o córtex pré-frontal, estriado e amígdala. A dopamina desempenha um papel crucial na motivação, recompensa e no processamento de estímulos aversivos. Por outro lado, os circuitos noradrenérgicos, com origem no tronco encefálico no locus coeruleus, modulam a atenção, vigilância e regulação do humor.

Esses sistemas interagem de maneira complexa, modulando-se mutuamente e coordenando respostas adaptativas a estímulos ambientais e internos. A regulação fina desses circuitos é essencial para a homeostase emocional e cognitiva.

Disfunções nos circuitos dopaminérgicos e noradrenérgicos estão associadas a uma série de distúrbios neuropsiquiátricos, como a doença de Parkinson, esquizofrenia, depressão e transtorno de déficit de atenção e hiperatividade (TDAH). Por exemplo, a esquizofrenia está associada a hiperatividade dopaminérgica, enquanto a depressão pode envolver disfunções nos sistemas noradrenérgicos.

Muitas terapias farmacológicas visam modular a transmissão dopaminérgica e noradrenérgica para tratar condições neuropsiquiátricas. A administração de agonistas de dopamina é comum no tratamento da doença de Parkinson, enquanto inibidores seletivos de recaptação de noradrenalina são frequentemente prescritos para a depressão.

Os circuitos dopaminérgicos e noradrenérgicos desempenham papéis multifacetados e essenciais no sistema nervoso, influenciando uma variedade de funções neurais e comportamentais. O equilíbrio desses sistemas é crucial para a regulação emocional, motivação e cognição saudáveis.

Compreender esses circuitos e suas alterações patológicas é fundamental para o desenvolvimento de tratamentos eficazes para distúrbios neuropsiquiátricos. A pesquisa contínua nessa área é vital para melhorar nossa compreensão do funcionamento do cérebro humano e desenvolver intervenções terapêuticas mais precisas e eficazes.

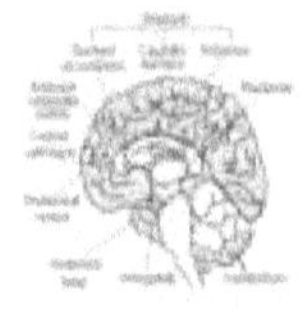

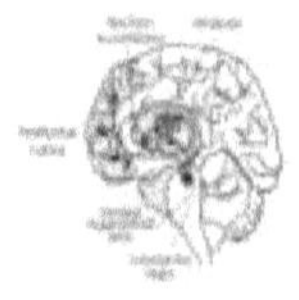

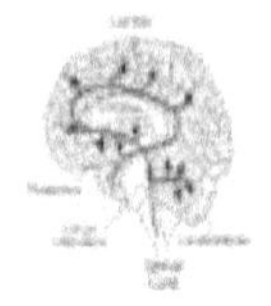

O Transtorno do Déficit de Atenção e Hiperatividade (TDAH) é uma condição neurobiológica capaz de afetar significativamente o funcionamento cognitivo e emocional dos indivíduos que a possuem.

Estudos recentes revelaram uma interessante peculiaridade no que diz respeito à estrutura cerebral de portadores de TDAH: **o volume da substância cinzenta no cérebro desses indivíduos é consistentemente menor, numa proporção que varia entre 3% e 10% em comparação com pessoas sem o transtorno.**

Observou-se que as estruturas subcorticais, responsáveis pela substância branca, exibem uma imaturidade neuronal notável. Essas diferenças estruturais implicam em um atraso no desenvolvimento cerebral estimado em até 2-3 anos quando comparado ao cérebro de crianças e adolescentes sem o TDAH.

O debate em torno dessas descobertas científicas é rico e complexo, suscitando questões sobre a influência do TDAH no desenvolvimento cerebral e, por conseguinte, no comportamento e nas habilidades cognitivas dos indivíduos afetados.

A constatação de que o volume cerebral tende a normalizar-se com o avançar da idade traz um vislumbre de esperança, no entanto, o impacto nas funções corticais e nas ligações subcorticais nem sempre segue a mesma trajetória de recuperação. Dessa forma, é fundamental refletir sobre as implicações desse cenário no diagnóstico, tratamento e acompanhamento de indivíduos com TDAH.

Uma das questões mais relevantes levantadas por esses achados neurocientíficos **é a compreensão do**

TDAH não apenas como um transtorno comportamental, mas como uma condição que tem raízes biológicas profundas.

A observação do atraso no desenvolvimento cerebral sugere que as dificuldades enfrentadas por indivíduos com TDAH vão além de simples questões de disciplina ou atenção; elas estão enraizadas em diferenças estruturais e de funcionamento do cérebro.

Essa perspectiva mais ampla pode informar abordagens terapêuticas mais eficazes, personalizadas e compassivas, que considerem não apenas os comportamentos externos, mas também as necessidades neurológicas dos pacientes.

A complexidade do cérebro humano e a diversidade de manifestações do TDAH tornam o cenário ainda mais desafiador.

Nem todos os portadores do transtorno experimentam melhorias significativas nas funções cerebrais ao longo da vida adulta; para muitos, os desafios persistem ou mesmo se agravam com o tempo. Isso ressalta a importância de intervenções precoces e abordagens multidisciplinares que considerem não apenas o aspecto biológico, mas também o psicossocial e o educacional do indivíduo.

A reflexão sobre o impacto do TDAH no desenvolvimento cerebral lança luz sobre questões éticas e sociais relacionadas à estigmatização, à inclusão e ao acesso a tratamentos adequados.

É fundamental que a sociedade como um todo compreenda e aceite as peculiaridades neurobiológicas do TDAH, rejeitando estigmas e preconceitos em favor de uma abordagem empática e informada.

As descobertas sobre as diferenças estruturais no cérebro de portadores de TDAH abrem caminho para uma compreensão mais profunda e holística do transtorno, incentivando a busca por intervenções mais eficazes e compassivas.

A aceitação da diversidade cerebral e a valorização do suporte adequado a indivíduos com TDAH são passos essenciais rumo a uma sociedade mais inclusiva e justa para todos.

Portanto, ao refletir sobre o tema, somos convidados a repensar nossas concepções sobre o TDAH, sobre o cérebro humano e sobre como podemos oferecer suporte e compreensão a todos que enfrentam desafios decorrentes desse transtorno.

A ciência nos proporciona novas perspectivas, mas é a nossa capacidade de agir de forma empática e solidária que transforma essas descobertas em mudanças reais e significativas na vida daqueles que vivenciam o TDAH.

O Transtorno de Déficit de Atenção e Hiperatividade (TDAH) é uma condição neuropsiquiátrica comum que afeta a cognição, o comportamento e a regulação emocional. Estudos genéticos revelaram que o TDAH tem uma base biológica significativa, com manifestações genéticas e neurológicas bem documentadas. Esta reflexão aborda a influência dos fatores genéticos e neurológicos no TDAH, demonstrando a complexidade dessa condição e os desafios na compreensão de suas causas e tratamento.

Os avanços na pesquisa genética revelaram a presença de mutações específicas em portadores de TDAH, apontando para uma forte ligação genética e neurológica nesse transtorno. Genes associados ao TDAH desempenham um papel crucial na programação do desenvolvimento de áreas e circuitos cerebrais essenciais para funções executivas, atenção e controle inibitório.

Estudos apontam que aproximadamente 60-70% dos casos de TDAH estão ligados à herança genética ou mutações genéticas, evidenciando a forte influência dos fatores genéticos nessa condição.

Além das influências genéticas, cerca de 20-25% dos casos de TDAH estão associados a complicações durante a gestação. Fatores como o uso de substâncias como drogas, cigarro e álcool pela mãe, infecções maternas, problemas no parto e prematuridade podem contribuir para o desenvolvimento do TDAH em crianças. Essas condições pré-natais destacam a importância de um ambiente saudável durante a gestação para prevenir potenciais riscos ao desenvolvimento neurológico da criança.

Adicionalmente, lesões cerebrais adquiridas após o nascimento, resultantes de traumas, doenças, tumores ou acidentes vasculares, podem desempenhar um papel em 5-20% dos casos de TDAH. Essas injúrias cerebrais podem afetar regiões específicas do cérebro envolvidas no controle da atenção, impulsividade e hiperatividade, contribuindo para os sintomas característicos do TDAH.

Contrariamente à crença popular, não há evidências conclusivas de que fatores ambientais como o estilo parental e educacional sejam a causa inicial do TDAH. Esses fatores podem influenciar a manifestação dos sintomas do TDAH, exacerbando ou atenuando os desafios associados a essa condição, mas não são a raiz do transtorno.

Da mesma forma, apesar de estudos sugerirem uma possível associação entre o uso excessivo de telas eletrônicas na infância e sintomas de desatenção, não há comprovação de que esses dispositivos sejam causadores diretos do TDAH.

A interação complexa entre fatores genéticos, neurológicos, pré-natais e pós-natais desempenha um papel fundamental na manifestação do TDAH.

A compreensão dessas múltiplas influências é essencial para o desenvolvimento de estratégias eficazes de diagnóstico e intervenção para indivíduos com TDAH. A pesquisa contínua nessa área é crucial para aprimorar a qualidade de vida e o bem-estar das pessoas afetadas por esse transtorno neurobiológico complexo.

Uma questão frequentemente debatida é a relação entre a distração das crianças com TDAH e o fascínio por telas eletrônicas, como smartphones e tablets. Essa preferência pode estar ligada à minimização das dificuldades de relacionamento social que muitas vezes acompanham o transtorno.

Embora se tenha observado um aumento na prevalência de crianças desatentas que se sentem atraídas por telas, especialmente em um mundo cada vez mais digital, **é crucial destacar que a relação entre o uso de telas e o TDAH ainda carece de estudos conclusivos.**

Diversos fatores podem influenciar essa conexão aparente, incluindo questões sociais, biológicas e ambientais.

O uso de corantes alimentícios e açúcar, frequente alvo de controvérsias em relação ao TDAH, demonstrou ter uma associação pouco clara com os sintomas do transtorno, exceto em casos específicos, como em pré-escolares. Da mesma forma, embora suplementos como ômega 3 e ferro tenham sido sugeridos como possíveis auxiliares na redução dos sintomas do TDAH, evidências científicas consistentes ainda são necessárias para confirmar sua eficácia.

Além dos fatores biológicos, aspectos sociais desempenham um papel significativo na manifestação do TDAH. Condições socioeconômicas podem tanto facilitar quanto dificultar o acesso ao tratamento e à educação adequada para crianças com o transtorno.

A desigualdade de oportunidades pode agravar os sintomas do TDAH, tornando essencial uma abordagem que leve em consideração a interseção entre fatores biológicos e sociais.

É importante ressaltar que o TDAH é um transtorno do desenvolvimento complexo, que afeta não apenas a criança, mas também sua família, escola e comunidade. Embora cerca de 30% dos casos possam apresentar melhora espontânea ao longo do tempo, a maioria dos indivíduos com TDAH requer intervenções comportamentais e, em muitos casos, tratamento medicamentoso.

Devido à natureza neurogenética do transtorno, a abordagem terapêutica ideal frequentemente envolve uma combinação de estratégias focadas tanto nos sintomas comportamentais quanto nas bases biológicas do TDAH.

Situações em que crianças desatentas se veem envolvidas por telas podem fornecer um alívio temporário das demandas sociais e cognitivas que frequentemente desafiam indivíduos com TDAH.

No entanto, é essencial abordar essa questão de forma holística, considerando os múltiplos fatores que influenciam tanto os padrões de comportamento das crianças quanto as estratégias de intervenção.

Em última análise, a reflexão sobre a relação entre crianças desatentas, telas e TDAH destaca a necessidade de uma abordagem integrada e abrangente para lidar com esse transtorno complexo.

Somente através de uma compreensão aprofundada dos fatores biopsicossociais envolvidos, juntamente com intervenções adequadas e apoio contínuo, podemos oferecer um suporte eficaz para crianças e famílias afetadas pelo TDAH.

A reflexão sobre o Transtorno de Déficit de Atenção e Hiperatividade (TDAH) apresenta um cenário complexo e desafiador, particularmente em relação ao seu diagnóstico. O estudo de Caliman (2010) destaca a problemática existente em torno do diagnóstico do TDAH, enfatizando a influência direta desse aspecto na narrativa evolutiva desse transtorno psiquiátrico.

A análise proposta por Caliman sugere que a história do TDAH pode ser moldada pela preponderância de um dos **três sintomas centrais - desatenção, hiperatividade e impulsividade** - em detrimento da exigência da presença simultânea dos três para a confirmação do diagnóstico. Essa perspectiva desafia a concepção tradicional que vincula estritamente a tríade de sintomas do TDAH.

Segundo a visão de Caliman (2010), os sintomas do TDAH podem se alternar em sua manifestação ao longo do tempo, ora ganhando maior destaque um, ora outro, sem necessariamente refletir a presença constante dos três sintomas primordiais. Essa dinâmica na expressão dos sintomas do TDAH atua como um elemento que enriquece a compreensão da natureza multifacetada desse transtorno e desafia as abordagens de diagnóstico que buscam simplificações excessivas.

A análise proposta por Caliman dialoga com a visão de que os sintomas do TDAH se manifestam, em grande parte, no contexto escolar, o qual desempenha um papel fundamental na construção da história e na identificação precoce desse transtorno.

Autores como Schrag & Divoky (1975) e Werner (2001) enfatizam a importância do ambiente escolar nos precursores do TDAH, aproximando-se de uma perspectiva crítica que problematiza as práticas de controle e medicalização infantil presentes nesse contexto.

Ao considerar a história oficial do TDAH, a presença do ambiente escolar como um dos elementos estruturantes desse transtorno é evidente. A interação entre os sintomas do TDAH e as dinâmicas educacionais pode tanto facilitar a identificação e intervenção precoces quanto gerar desafios no reconhecimento da diversidade de manifestações do transtorno.

A abordagem crítica proposta por Schrag & Divoky e Werner amplia o olhar sobre o TDAH, convidando a uma reflexão mais ampla sobre as relações entre **práticas pedagógicas, normatização do comportamento infantil e construção do diagnóstico psiquiátrico.**

A reflexão proposta a partir das concepções de Caliman (2010) e dos autores citados revela a complexidade envolvida no diagnóstico e compreensão do TDAH, destacando a importância de considerar não apenas os sintomas em si, mas também o contexto social, educacional e histórico no qual esses sintomas emergem.

A investigação e tratamento de distúrbios psiquiátricos em crianças têm desempenhado um papel crucial na evolução da psiquiatria infantil.

Em 1937, o psiquiatra americano Charles Bradley fez uma descoberta inovadora que revolucionou o campo da saúde mental infantil. Sua descoberta de um medicamento com efeitos positivos em crianças com problemas de comportamento marcou um marco significativo no tratamento de distúrbios psiquiátricos infantis e lançou as bases para avanços futuros na área.

A abordagem de Bradley foi pioneira e visionária para a época. Seu medicamento, que mais tarde seria identificado como metilfenidato, comumente conhecido como Ritalina, mostrou-se eficaz no tratamento de sintomas associados a distúrbios como Transtorno de Déficit de Atenção e Hiperatividade (TDAH) e outras condições comportamentais.

A descoberta desse medicamento inaugurou uma nova era no tratamento de crianças com necessidades psiquiátricas especiais.

A contribuição de Charles Bradley não apenas melhorou a qualidade de vida das crianças afetadas, mas também reduziu significativamente o estigma em torno dos distúrbios psiquiátricos infantis. A sua abordagem científica e o seu compromisso em encontrar soluções eficazes demonstraram que esses distúrbios podem ser tratados com sucesso, proporcionando esperança e otimismo a famílias e profissionais de saúde em todo o mundo.

Além dos benefícios clínicos imediatos trazidos pelo medicamento de Bradley, a sua descoberta lançou as bases para pesquisas futuras no campo da psiquiatria infantil. Estudos adicionais foram realizados para aprimorar os tratamentos existentes e desenvolver novas terapias farmacológicas e não farmacológicas. A contínua evolução na compreensão e tratamento de distúrbios psiquiátricos infantis é um testemunho do impacto duradouro do trabalho pioneiro de Bradley.

É crucial reconhecer o legado de Charles Bradley e a importância de sua descoberta na história da psiquiatria infantil. Sua coragem em desafiar convenções e sua dedicação à melhoria da saúde mental infantil continuam a inspirar gerações de profissionais de saúde e pesquisadores. A sua contribuição ressalta a necessidade de investimento contínuo em pesquisa e tratamento de distúrbios psiquiátricos infantis, visando oferecer um futuro mais brilhante para as crianças que enfrentam esses desafios.

A descoberta de Charles Bradley em 1937 representou um ponto de viragem na forma como distúrbios psiquiátricos infantis eram compreendidos e tratados. Seu legado perdura até os dias atuais, inspirando inovações e avanços na saúde mental infantil. A sua contribuição não só proporcionou alívio às crianças em sofrimento, mas também abriu caminho para uma abordagem mais compassiva e eficaz no tratamento de distúrbios psiquiátricos na infância.

A introdução da Ritalina em 1954 como um dos principais medicamentos para tratar crianças diagnosticadas com hiperatividade trouxe consigo uma série de questões éticas, médicas e sociais. O uso crescente e generalizado da droga levantou debates significativos sobre o equilíbrio entre os benefícios terapêuticos e os potenciais efeitos adversos, bem como sobre a influência da medicalização da infância na sociedade..

A Ritalina, cujo princípio ativo é o metilfenidato, tornou-se amplamente prescrita para o tratamento do Transtorno do Déficit de Atenção e Hiperatividade (TDAH) devido à sua capacidade de melhorar a concentração e reduzir a impulsividade em crianças.

No entanto, a medicalização do comportamento infantil suscitou preocupações sobre a tendência de rotular prematuramente comportamentos normais como patológicos, contribuindo para uma cultura de excessiva medicalização.

Por um lado, a Ritalina tem sido fundamental para muitas crianças, oferecendo-lhes a oportunidade de melhorar seu desempenho acadêmico e social. As histórias de sucesso de indivíduos que experimentaram uma melhora significativa em sua qualidade de vida graças a este medicamento atestam seu potencial terapêutico inegável.

Por outro lado, a crescente dependência da Ritalina levantou questões sobre seu uso excessivo, possível abuso e potenciais efeitos colaterais graves.

Efeitos adversos, como insônia, perda de apetite e distúrbios emocionais, têm sido observados em alguns pacientes, aumentando as preocupações sobre os riscos associados à medicação a longo prazo,

especialmente em crianças em fase de desenvolvimento.

Além disso, a pressão social e escolar para se adequar a determinados padrões de comportamento e desempenho pode levar a uma rápida busca por soluções farmacológicas, em detrimento de abordagens mais holísticas e menos invasivas.

É importante adotar uma abordagem equilibrada ao considerar o uso da Ritalina e de outras medicações para tratar o TDAH e outros distúrbios comportamentais em crianças. É essencial promover a conscientização sobre as complexidades envolvidas na medicalização da infância, incentivando uma avaliação cuidadosa dos benefícios e riscos de tais abordagens.

A história da Ritalina como medicamento para crianças hiperativas destaca a necessidade de um diálogo contínuo e informado entre profissionais de saúde, pais, educadores e a sociedade em geral sobre as práticas de diagnóstico e tratamento em saúde mental infantil, buscando sempre o bem-estar integral e o desenvolvimento saudável de cada criança.

A Ritalina representa um exemplo emblemático das tensões e dilemas envolvidos na interseção da saúde, da educação e da sociedade. Sua trajetória oferece insights valiosos sobre a complexidade do tratamento de crianças hiperativas e as questões mais amplas relacionadas à medicalização da infância.

A reflexão atenta sobre esses aspectos é fundamental para garantir a prestação de cuidados de saúde infantil de qualidade e ética.

O surgimento do conceito de lesão cerebral mínima na década de 1940 representou uma mudança significativa na compreensão das conexões entre alterações cerebrais sutis e manifestações comportamentais e cognitivas. A teoria da época postulava que mesmo danos cerebrais aparentemente insignificantes poderiam desencadear sintomas como hiperatividade e outros transtornos, variando em intensidade e impacto.

É fundamental considerar o contexto histórico e científico da época para compreender a recepção e a influência desse conceito. Os avanços na neurociência e na psicologia naquela época lançaram luz sobre a complexa interação entre o cérebro e o comportamento, abrindo caminho para uma abordagem mais integrada e holística da saúde mental.

No entanto, à medida que a pesquisa avançava e novas descobertas eram feitas, o conceito de lesão cerebral mínima começou a ser questionado.

O debate sobre a validade e a especificidade dessas lesões e sua relação com sintomas comportamentais se intensificou. Surgiram críticas sobre a generalização dessas teorias e a falta de evidências concretas que sustentassem suas premissas.

Ao refletirmos sobre essa história, é essencial reconhecer as lições que podemos extrair desse paradigma. O caso da lesão cerebral mínima nos lembra da importância da cautela e da rigidez metodológica na pesquisa científica.

Nosso entendimento da mente humana e de suas complexidades requer uma abordagem interdisciplinar e baseada em evidências sólidas.

Além disso, a evolução do conceito de lesão cerebral mínima destaca a necessidade de revisão contínua de nossas crenças e teorias à luz de novas descobertas e avanços científicos.

A ciência é um processo dinâmico e iterativo, e devemos estar abertos a reavaliar nossas suposições e teorias à medida que mais informações se tornam disponíveis.

Em última análise, o conceito de lesão cerebral mínima nos convida a uma reflexão mais profunda sobre a complexidade da mente humana e a humildade necessária para reconhecer os limites de nosso conhecimento. A interação entre o cérebro e o comportamento é um campo vasto e multifacetado, que desafia simplificações excessivas e exige uma abordagem cuidadosa e contextualizada.

Em conclusão, o conceito de lesão cerebral mínima, embora tenha tido um papel importante na evolução da neurociência e da psicologia, também nos lembra da necessidade de discernimento e crítica constante em nossa busca pelo entendimento da mente humana.

Somente através de uma abordagem aberta, crítica e baseada em evidências podemos avançar em direção a uma compreensão mais profunda e holística do ser humano.

No cenário da psicologia e da psiquiatria, a década de 1960 marcou um período de profundas transformações e questionamentos em relação aos diagnósticos e conceitos estabelecidos até então. Entre as críticas apresentadas nesse contexto, destacou-se a noção de lesão cerebral mínima, que passou por um processo de reavaliação e ampliação com a introdução do conceito de disfunção cerebral mínima.

Inicialmente, é fundamental compreender o contexto em que o conceito de lesão cerebral mínima predominava. Originalmente, esse termo era utilizado para descrever alterações neurológicas sutis e de difícil detecção nos indivíduos, muitas vezes associadas a problemas de atenção, concentração e comportamento.

Contudo, críticas surgiram em relação à limitação desse conceito, que parecia excluir uma gama mais ampla de disfunções cerebrais que não resultavam necessariamente de lesões estruturais evidentes.

Foi nesse contexto que emergiu o conceito **de disfunção cerebral mínima, uma abordagem mais abrangente que englobava uma variedade de transtornos neuropsiquiátricos além**

das lesões estruturais evidentes. Essa mudança conceitual refletiu uma compreensão mais ampla e complexa das disfunções cerebrais, reconhecendo que nem todos os distúrbios derivavam de lesões físicas diretas, mas podiam envolver disfunções mais sutis em nível neuroquímico ou funcional.

A transição da lesão para a disfunção cerebral mínima representou, portanto, um avanço significativo na compreensão dos transtornos neuropsiquiátricos, ao ampliar o escopo de investigação e intervenção para além das causas estruturais evidentes.

Essa evolução conceitual implicou em uma abordagem mais holística e integrada dos distúrbios cerebrais, considerando não apenas os aspectos físicos, mas também os processos neuroquímicos, cognitivos e comportamentais envolvidos.

No entanto, é importante ressaltar que, mesmo com os avanços na compreensão da disfunção cerebral mínima, persistem desafios e controvérsias na identificação e tratamento desses transtornos complexos. A diversidade de fatores envolvidos nas disfunções cerebrais requer abordagens multidisciplinares e personalizadas, que considerem as especificidades de cada indivíduo e os contextos em que estão inseridos.

A transição do conceito de lesão para disfunção cerebral mínima na década de 196 representou um marco na evolução do entendimento dos transtornos neuropsiquiátricos, promovendo uma visão mais ampla e inclusiva das disfunções cerebrais.

Essa reflexão evidencia a importância de continuar aperfeiçoando nossos conhecimentos nesse campo, visando uma abordagem cada vez mais eficaz e compassiva para aqueles que enfrentam desafios neuropsiquiátricos.

O Transtorno de Déficit de Atenção e Hiperatividade (TDAH) é uma condição neurobiológica que afeta principalmente crianças e pode persistir até a vida adulta. Sua inclusão no campo diagnóstico psiquiátrico ocorreu em 1968, com a denominação de "reação hipercinética da infância" no Manual Diagnóstico e Estatístico de Transtornos Mentais (DSM-II).

Inicialmente rotulado como "reação hipercinética da infância", o TDAH era descrito como um conjunto de sintomas que envolviam excesso de atividade, inquietação, distração e falta de atenção. Contudo, ao longo das décadas seguintes, pesquisas e observações clínicas ampliaram o conhecimento sobre essa condição, levando a revisões significativas em sua definição e classificação nos sistemas de diagnóstico.

A transição do termo "reação hipercinética da infância" para "Transtorno de Déficit de Atenção e Hiperatividade" reflete não apenas a mudança de um enfoque puramente comportamental para uma

compreensão mais abrangente e multifatorial, mas também uma maior sensibilidade para a diversidade de manifestações clínicas e para a possibilidade de diagnóstico em diferentes faixas etárias. Atualmente, reconhece-se que o TDAH não se restringe apenas à infância, mas pode persistir na adolescência e vida adulta.

Ao longo dos anos, avanços nas neurociências têm contribuído significativamente para a compreensão do TDAH, evidenciando alterações em áreas cerebrais relacionadas à regulação da atenção, do controle inibitório e da motivação.

Essas descobertas neurobiológicas têm auxiliado no desenvolvimento de abordagens terapêuticas mais eficazes, que incluem a combinação de psicoeducação, psicoterapia, intervenções comportamentais e, em alguns casos, o uso de medicações específicas.

Contudo, mesmo diante dos avanços no campo da saúde mental, o TDAH continua a desafiar profissionais de diversas áreas, bem como pacientes e familiares, devido à sua complexidade e variabilidade de sintomas. Questões relacionadas à estigmatização, ao acesso a diagnóstico e tratamento adequados, e à adaptação socioemocional das pessoas afetadas ainda persistem como desafios a serem enfrentados. A inclusão do TDAH no DSM-II em 1968 representou um marco na história da psiquiatria, impulsionando estudos e debates que ampliaram a compreensão sobre essa condição.

A evolução do conceito e do tratamento do TDAH ao longo das décadas reflete a constante busca por uma abordagem mais holística e individualizada, capaz de atender às necessidades e peculiaridades de cada indivíduo afetado por essa condição. A trajetória do TDAH evidencia não apenas o progresso científico, mas também a importância do acolhimento, da informação e do apoio a todas as pessoas que convivem com essa realidade no seu dia a dia.

Em 1970, com a publicação do III DSM, houve um importante ponto de inflexão quando o transtorno foi inicialmente definido com foco na ênfase do déficit de atenção. Essa designação inicial ressaltou a dificuldade que muitos indivíduos enfrentavam em manter a concentração e o foco em tarefas cotidianas, influenciando assim sua vida pessoal, acadêmica e profissional.

À medida que o entendimento sobre o transtorno evoluiu, surgiu a necessidade de refinar e diferenciar melhor suas manifestações. **Na década de 80, ocorreu uma mudança significativa ao renomear o Transtorno de Déficit de Atenção para Transtorno de Déficit de Atenção e Hiperatividade (TDAH).** Essa revisão refletiu não apenas a presença do déficit de atenção, **mas também a comorbidade frequentemente**

observada com a hiperatividade em muitos pacientes.

Essa evolução na nomenclatura do transtorno não foi apenas uma questão semântica. Representou uma tentativa de aprimorar a conceituação e os critérios diagnósticos para uma melhor compreensão dos sintomas e necessidades dos pacientes.

A inclusão da hiperatividade como parte integrante do quadro clínico do TDAH permitiu uma abordagem mais abrangente e personalizada no tratamento e acompanhamento dos indivíduos afetados.

Ao longo das décadas seguintes, o TDAH tornou-se cada vez mais reconhecido e diagnosticado, levando a um aumento na conscientização e nas intervenções disponíveis para aqueles que vivem com esse transtorno. Desde terapias comportamentais e educacionais até o uso de medicamentos específicos, a abordagem multidisciplinar no tratamento do TDAH reflete a complexidade e a diversidade das necessidades dos pacientes.

A abordagem crítica e reflexiva sobre o TDAH lança luz sobre a necessidade de uma análise mais aprofundada e contextualizada desse transtorno, visando promover práticas mais inclusivas e eficazes no apoio às pessoas que vivenciam essa condição.

Ao longo da história, a percepção e compreensão do TDAH passaram por várias metamorfoses, influenciadas por diferentes correntes de pensamento e abordagens médicas, desde sua descrição inicial como um distúrbio de controle moral até sua caracterização contemporânea como uma desordem neuropsiquiátrica complexa.

No século XIX, as primeiras descrições de crianças com sintomas que hoje reconhecemos como TDAH eram frequentemente interpretadas como problemas de controle moral ou deficiência mental leve. A ideia de que essas crianças eram hiperativas, hipercinéticas e desatentas estava associada a noções de falta de disciplina ou capacidade cognitiva reduzida. Além disso, a sugestão de que o TDAH poderia ser resultado de encefalite letárgica refletia a busca por explicações médicas para comportamentos considerados anômalos na época.

A concepção contemporânea do TDAH como um transtorno neuropsiquiátrico complexo é resultado de décadas de pesquisa científica e debates acadêmicos. A versão "oficial" do TDAH, como descrita por Caliman (201), engloba uma variedade de sintomas e características que vão além da simples hiperatividade e déficit de atenção. A compreensão do TDAH como uma condição multifacetada, envolvendo disfunções cerebrais e cognitivas, representa um avanço significativo em relação às interpretações anteriores.

Os debates em torno do TDAH refletem não apenas questões científicas, mas também preocupações políticas, sociais e econômicas. A medicalização do TDAH, ou seja, a tendência de diagnosticar e tratar o transtorno com base em critérios médicos, levanta questões éticas e práticas sobre a medicalização da infância e o uso indiscriminado de psicoestimulantes na população jovem. Além disso, a inclusão do TDAH em manuais diagnósticos como o DSM-5 tem gerado controvérsias sobre a validade e confiabilidade do diagnóstico.

A evolução da percepção do TDAH ao longo da história reflete não apenas avanços na compreensão científica da condição, mas também mudanças nas concepções sociais sobre saúde mental e neurodiversidade. É essencial adotar uma abordagem crítica e reflexiva em relação ao diagnóstico e tratamento do TDAH, levando em consideração não apenas os aspectos biológicos do transtorno, mas também os contextos sociais, culturais e políticos que influenciam sua interpretação e manejo.

A promoção de práticas inclusivas e baseadas em evidências é fundamental para garantir a saúde e o bem-estar das pessoas com TDAH em uma sociedade cada vez mais diversa e complexa.

A compreensão do TDAH evoluiu consideravelmente desde a década de 199, quando se reconheceu que este transtorno não se restringe à infância, podendo persistir e se manifestar de diferentes formas ao longo da vida.

A identificação dos três subtipos de TDAH - predominantemente desatento, predominantemente hiperativo-impulsivo e combinado - trouxe uma nova perspectiva à compreensão da diversidade de sintomas e apresentações clínicas dessa condição. Essa classificação permitiu uma abordagem mais personalizada e precisa, levando em consideração as especificidades de cada subtipo em termos de sintomas, comportamentos e resposta ao tratamento.

Os critérios diagnósticos estabelecidos pela DSM-IV e mantidos na DSM-V desempenham um papel fundamental na identificação e avaliação do TDAH. A persistência de um padrão de desatenção, juntamente com critérios específicos que abrangem diferentes áreas da vida do indivíduo, destaca a importância de uma abordagem abrangente e integrada na avaliação e tratamento desse transtorno.

A evolução dos estudos sobre o TDAH não apenas contribuiu para aprimorar as práticas clínicas, mas também trouxe à tona questões importantes no contexto social.

A compreensão de que o TDAH pode persistir na idade adulta levanta desafios relacionados ao diagnóstico tardio, ao acesso ao tratamento e à adaptação das estratégias de intervenção ao longo da vida.

Ao mesmo tempo, abre-se a oportunidade para uma maior conscientização e educação da sociedade sobre as necessidades e desafios enfrentados por indivíduos com TDAH em diferentes fases da vida.

Em conclusão, as reflexões sobre o TDAH ao longo da vida destacam a importância de uma abordagem holística e contínua no manejo desse transtorno.

O reconhecimento da sua complexidade, da sua natureza persistente e da sua variabilidade individual reforça a necessidade de uma atenção especializada e personalizada, que leve em consideração não apenas os sintomas imediatos, mas também o impacto do TDAH nas diversas áreas da vida do indivíduo.

O progresso na compreensão do TDAH ao longo dos anos representa um passo significativo rumo a uma melhor qualidade de vida e bem-estar para aqueles que convivem com essa condição.

Capítulo 2

Causas e Impactos do TDAH

A compreensão exata da causa do TDAH ainda não foi totalmente alcançada, mas evidências apontam para uma abordagem multifatorial que envolve fatores genéticos, dinâmica cerebral e elementos ambientais.

Estudos têm demonstrado que a genética desempenha um papel significativo no desenvolvimento do TDAH. Crianças com parentes de primeiro grau que têm o transtorno têm uma probabilidade aumentada de também apresentar a condição.

Embora sempre tenha havido um debate em relação à influência do genótipo versus ambiente no desenvolvimento do TDAH, evidências recentes sugerem que o fator genético desempenha um papel fundamental nesse transtorno.

Estudos envolvendo crianças adotadas têm sido cruciais para entender a interação entre genótipo e ambiente no TDAH. Pesquisas demonstraram que crianças biológicas de pais com TDAH têm uma probabilidade significativamente maior de desenvolver a condição em comparação com crianças adotadas por pais com TDAH. Isso sugere que a herança genética desempenha um papel preponderante na suscetibilidade ao TDAH, independentemente do ambiente em que a criança é criada.

Embora o genótipo seja um fator determinante no desenvolvimento do TDAH, não se pode ignorar completamente a influência do ambiente. **O ambiente em que a criança cresce pode modular a expressão fenotípica do transtorno, influenciando características como a intensidade dos sintomas e a capacidade de adaptação da criança. Fatores ambientais, como a qualidade do relacionamento familiar, a presença de estresse crônico e a**

exposição a substâncias tóxicas, podem exacerbar ou atenuar os sintomas do TDAH.

No entanto, é importante ressaltar que **o TDAH não surge em indivíduos que não possuem as mutações genéticas predisponentes para o transtorno**.

O genótipo forma a base sobre a qual o ambiente interage, moldando a expressão do TDAH. Portanto, embora o ambiente possa modular a manifestação do transtorno, a presença das mutações genéticas associadas ao TDAH é essencial para o seu surgimento.

A definição de fenótipo como a expressão do genótipo em conjunto com o ambiente ressalta a interação dinâmica entre a informação genética e os estímulos ambientais na manifestação de características complexas, como o TDAH. Embora o genótipo desempenhe um papel central na susceptibilidade ao transtorno, o ambiente pode modular sua expressão e impactar o curso clínico da condição.

Em resumo, o TDAH representa um exemplo único em que o genótipo parece desempenhar um papel predominante em relação ao ambiente no desenvolvimento do transtorno. No entanto, o ambiente ainda pode influenciar a expressão fenotípica do TDAH, destacando a importância da abordagem integrativa que considera tanto os fatores genéticos quanto ambientais na compreensão e no manejo dessa condição complexa.

Isso sugere a influência de genes específicos que podem predispor indivíduos ao TDAH, afetando a regulação de neurotransmissores cruciais no funcionamento cerebral.

O Transtorno do Déficit de Atenção e Hiperatividade (TDAH) é uma condição neurobiológica comum que afeta a capacidade de uma pessoa para manter o foco, controlar impulsos e regular o humor. A dinâmica cerebral desempenha um papel crucial nesse transtorno, com os neurotransmissores dopamina, norepinefrina e serotonina emergindo como protagonistas importantes.

Os neurotransmissores desempenham um papel essencial na comunicação entre os neurônios, transmitindo sinais elétricos e controlando uma variedade de funções cerebrais.

No TDAH, desequilíbrios nos níveis de dopamina, norepinefrina e serotonina podem afetar a regulação da atenção, impulsividade e humor. A dopamina, conhecida como o "neurotransmissor do prazer", está envolvida na motivação, recompensa e foco. Níveis mais baixos de dopamina no cérebro de indivíduos com TDAH podem contribuir para dificuldades em manter a atenção em atividades de longa duração.

Por outro lado, a norepinefrina desempenha um papel crucial na resposta ao estresse e na atenção seletiva. As variações nos níveis desse neurotransmissor podem resultar em impulsividade e dificuldades de regulação emocional observadas no TDAH.

A serotonina, frequentemente associada ao humor e bem-estar, também desempenha um papel na regulação do humor e no controle dos impulsos. Desequilíbrios na serotonina podem contribuir para mudanças de humor frequentes e instabilidade emocional em pessoas com TDAH.

A interação complexa entre os neurotransmissores dopamina, norepinefrina e serotonina desempenha um papel central na dinâmica cerebral associada ao TDAH.

Disfunções nesses sistemas neurotransmissores podem contribuir significativamente para os sintomas fundamentais observados nesse transtorno, afetando a atenção, impulsividade e regulação do humor dos indivíduos afetados.

Compreender melhor essas conexões neuroquímicas pode levar a intervenções terapêuticas mais eficazes e personalizadas para o manejo do TDAH.

Além dos componentes genéticos e neurobiológicos, certos fatores ambientais também são considerados influências potenciais no desenvolvimento do TDAH.

A exposição a substâncias tóxicas durante a gravidez, como álcool, tabaco, drogas ilícitas e outros produtos químicos, tem sido associada a um maior risco de desenvolvimento do transtorno.

Essas substâncias podem interferir no desenvolvimento cerebral do feto, afetando áreas responsáveis pela atenção e regulação do comportamento.

O TDAH é uma condição complexa que parece ter causas múltiplas e interligadas. A interação entre fatores genéticos, dinâmica cerebral e influências ambientais desempenha um papel crucial na manifestação e progressão desse transtorno.

Compreender esses diversos aspectos é fundamental para o desenvolvimento de estratégias eficazes de prevenção, diagnóstico e tratamento do TDAH, permitindo uma abordagem mais abrangente e personalizada para cada indivíduo afetado por essa condição.

O conceito de espectro aplicado a transtornos neurodiversos, como o Transtorno do Espectro Autista (TEA) e o Transtorno do Déficit de Atenção e Hiperatividade (TDAH), representa uma mudança significativa na compreensão e na abordagem dessas condições ao longo do tempo.

Antes categorizados em subtipos simplificados, hoje entendemos que esses transtornos manifestam-se de formas diversas, demonstrando a complexidade e individualidade da experiência neurodiversa.

Ao considerar o TEA, observamos um exemplo notável de como a noção de espectro desafia antigas limitações. O uso do termo "autismo" foi historicamente associado a uma gama de características padronizadas, mas cada vez mais reconhecemos a singularidade de cada indivíduo no espectro autista.

A amplitude de maneiras pelas quais o TEA se manifesta destaca a importância de uma abordagem mais ampla e inclusiva, que leve em conta a diversidade de experiências e necessidades presentes nesse espectro.

De maneira similar, o TDAH exemplifica a complexidade dos transtornos vista como um espectro. Por ser multigênico, as variações genéticas que contribuem para seus sintomas são vastas e não se limitam a um gene específico.

Isso sugere que o TDAH é um fenômeno resultante de uma interação complexa entre diversos fatores genéticos e ambientais. A manifestação variável dos sintomas do TDAH, como desatenção, impulsividade e hiperatividade, reflete a diversidade de trajetórias clínicas possíveis dentro desse espectro.

A ideia de uma manifestação subclínica do TDAH ressalta ainda mais a necessidade de considerar o transtorno como um contínuo de manifestações sintomáticas. Indivíduos que exibem sinais leves ou atípicos do TDAH, mas não preenchem todos os critérios diagnósticos tradicionais destacam a complexidade do espectro e a importância de uma abordagem holística na compreensão das variações neurocomportamentais.

A concepção de transtornos neurodiversos, como o TEA e o TDAH, como espectros revela a natureza multifacetada e individualizada dessas condições. Reconhecer as diferenças e semelhanças entre os casos dentro desses espectros é essencial para o desenvolvimento de estratégias de intervenção e apoio que sejam verdadeiramente inclusivas e sensíveis à diversidade neurocomportamental presente em nossa sociedade.

Assim, ao abraçar a perspectiva do espectro, abrimos caminho para uma compreensão mais abrangente e empática dos transtornos neurodiversos, promovendo uma abordagem mais justa, inclusiva e respeitosa para com aqueles que vivenciam essas condições únicas e complexas.

O TDAH está frequentemente associado a várias comorbidades, tais como transtornos de humor, ansiedade e abuso de substâncias. Esta interconexão complexa entre o TDAH e suas comorbidades levanta questões importantes sobre a natureza do transtorno e destaca a importância do tratamento abrangente e individualizado.

Estudos recentes têm sugerido que tanto o TDAH quanto suas comorbidades podem ter origens genéticas comuns. De fato, certas alterações genéticas associadas ao TDAH, como a impulsividade, podem predispor uma pessoa a dificuldades na autorregulação, contribuindo para o surgimento de comorbidades como abuso de drogas e obesidade.

Essa correlação genética complexa destaca a necessidade de uma abordagem holística no tratamento do TDAH, a fim de lidar não apenas com os sintomas principais, mas também com as condições associadas que afetam a qualidade de vida do indivíduo.

Historicamente considerado um transtorno predominantemente infantil e de fácil diagnóstico, o entendimento contemporâneo do TDAH evoluiu significativamente. Hoje, reconhecemos que o TDAH é uma condição multifacetada, que pode persistir na vida adulta e se manifestar de maneiras diversas, muitas vezes acompanhada por comorbidades que requerem atenção especial. Portanto, é fundamental que a comunicação aberta entre os pacientes e os profissionais de saúde seja incentivada, a fim de garantir um diagnóstico preciso e um plano de tratamento abrangente.

Tratar o TDAH efetivamente exige não apenas abordar os sintomas-chave, como a desatenção e a hiperatividade, mas também identificar e tratar as comorbidades associadas.

Os transtornos de humor, como a depressão, a ansiedade e o abuso de substâncias, muitas vezes coexistem com o TDAH e podem complicar o diagnóstico e o tratamento.

Portanto, uma abordagem multidisciplinar, envolvendo psicólogos, psiquiatras e outros profissionais de saúde, é essencial para fornecer um cuidado abrangente e personalizado aos pacientes com TDAH e suas comorbidades.

Em suma, a compreensão das comorbidades associadas ao TDAH é fundamental para melhorar a qualidade de vida e o bem-estar dos indivíduos que vivenciam essa condição. Ao reconhecer a complexidade genética e a natureza interconectada do TDAH e suas comorbidades, podemos desenvolver estratégias de tratamento mais eficazes e individualizadas.

Portanto, é crucial que os pacientes estejam cientes da possibilidade de apresentar comorbidades e procurem assistência médica especializada para um diagnóstico preciso e um plano de tratamento adequado, visando uma abordagem abrangente e integrada de sua saúde mental e bem-estar.

A abordagem cuidadosa das comorbidades associadas ao TDAH é essencial para garantir um tratamento eficaz e abrangente.

Ao reconhecer a interconexão entre o TDAH e suas comorbidades, podemos melhorar significativamente a qualidade de vida e o bem-estar dos indivíduos afetados, promovendo uma abordagem holística e personalizada para o diagnóstico e tratamento dessas condições complexas.

A integração de múltiplos fatores genéticos e ambientais na etiologia do Transtorno do Déficit de Atenção e Hiperatividade (TDAH) tem sido objeto de discussão e investigação contínua na psicologia e na neurociência.

Este distúrbio, caracterizado por sintomas como inatenção, hiperatividade e impulsividade, apresenta um cenário complexo onde elementos genéticos e ambientais desempenham papéis significativos na sua manifestação e desenvolvimento.

Os estudos na área do TDAH têm reforçado a ideia de que a manifestação do transtorno é resultado da combinação de fatores genéticos e ambientais. A influência genética no TDAH é bem documentada, com evidências de que a hereditariedade desempenha um papel crucial na predisposição para o distúrbio.

Estudos de famílias e de gêmeos garantem a base genética do TDAH, analisando a transmissão hereditária dos sintomas e traços relacionados ao transtorno.

Por outro lado, os fatores ambientais também desempenham um papel fundamental na manifestação do TDAH. A exposição a certos agentes ambientais durante períodos críticos do desenvolvimento pode influenciar a expressão do transtorno.

Fatores como complicações no parto, exposição a toxinas ambientais, dietas inadequadas e experiências traumáticas estão entre os elementos ambientais que podem contribuir para o TDAH.

É importante ressaltar que não se trata simplesmente de uma questão de genética versus ambiente, mas sim de como esses fatores interagem de forma complexa e dinâmica para moldar o perfil clínico do TDAH em cada indivíduo.

A interação gene ambiente é um campo em expansão na pesquisa do TDAH, que busca compreender como os genes e o ambiente se influenciam mutuamente e como suas interações específicas podem modular a expressão do transtorno.

Além disso, a plasticidade cerebral e a epigenética têm sido cada vez mais exploradas como mecanismos que mediam a interação entre os fatores genéticos e ambientais no TDAH. Estudos recentes apontam para a capacidade do ambiente em modular a expressão genética por meio de alterações epigenéticas (A epigenética é definida como mudanças na expressão gênica que podem ser herdadas e que não alteram a sequência do DNA). Existem dois mecanismos epigenéticos principais, a metilação do DNA e a modificação de histonas. o que pode fornecer novas perspectivas sobre como os fatores ambientais moldam a expressão do transtorno em nível molecular e neural.

A abordagem multifatorial na etiologia do TDAH é essencial para uma compreensão abrangente deste complexo transtorno neuropsiquiátrico. Reconhecer a interação entre os fatores genéticos e ambientais não apenas enriquece nosso entendimento da base biológica do TDAH, mas também tem implicações importantes para o diagnóstico, tratamento e prevenção eficaz do transtorno.

O TDAH é um exemplo claro de como a interação de fatores genéticos e ambientais contribui para a complexidade dos transtornos mentais. A abordagem multifatorial na etiologia do TDAH nos lembra da importância de considerar a influência de ambos os domínios na compreensão da origem e da expressão clínica deste distúrbio, abrindo caminho para novas estratégias de intervenção e um olhar mais holístico sobre a saúde mental.

O Transtorno de Déficit de Atenção e Hiperatividade (TDAH) à luz

da perspectiva de Riesgo e Rohde (2004) é fundamental abordar os impactos dos eventos pré e perinatais, como baixo peso ao nascer e exposição a substâncias nocivas durante a gestação, no desenvolvimento desse transtorno. Além disso, é relevante discutir a conexão entre a imaturidade emocional e a permanência de certas características infantis ao longo do desenvolvimento típico.

A imaturidade emocional é um fenômeno multifacetado que pode ter raízes em diferentes aspectos do desenvolvimento, incluindo fatores genéticos, neurológicos e ambientais. Riesgo e Rohde (2004) destacam a influência de eventos pré e perinatais no aumento do risco de desenvolver TDAH, o que sugere uma ligação entre imaturidade emocional e vulnerabilidades no início da vida. **Por exemplo, o baixo peso ao nascer pode refletir condições adversas durante a gestação que afetam o desenvolvimento neurológico da**

criança, predispondo-a a desafios emocionais e comportamentais, como os observados no TDAH.

Além disso, a exposição a substâncias tóxicas, como álcool e tabaco, durante a gravidez pode impactar negativamente o cérebro em desenvolvimento do feto, contribuindo para dificuldades de regulação emocional e atenção características do TDAH.

Esses achados ressaltam a importância de políticas de saúde pública que visem prevenir tais exposições e promover ambientes saudáveis para gestantes, a fim de mitigar os riscos associados à imaturidade emocional e ao TDAH.

Quanto à associação entre TDAH e situações de imaturidade em um curso maturacional progressivo, é crucial considerar que o desenvolvimento emocional e cognitivo de indivíduos com TDAH pode seguir um padrão atípico, com certos aspectos permanecendo menos desenvolvidos do que o esperado para a idade cronológica.

Essa discrepância pode resultar em dificuldades de autorregulação, impulsividade e desafios na interação social, sintomas frequentemente associados ao TDAH.

A compreensão do TDAH não se restringe apenas à abordagem sintomatológica, mas requer uma análise aprofundada das bases neurobiológicas e ambientais que contribuem para a imaturidade emocional persistente nessas condições. É essencial considerar intervenções multidisciplinares que abordem não apenas os sintomas comportamentais do TDAH, mas também as necessidades emocionais e sociais dos indivíduos afetados, visando promover um desenvolvimento saudável e adaptativo ao longo do ciclo de vida.

O estudo da relação entre imaturidade emocional e TDAH segundo Riesgo e Rohde (2004) destaca a complexidade desses fenômenos e a importância de uma abordagem integrada para compreender e intervir nesses transtornos.

Ao considerar os impactos dos eventos pré e perinatais, assim como a natureza evolutiva das dificuldades emocionais associadas ao TDAH, podemos avançar na promoção de estratégias eficazes de prevenção e tratamento que atendam às necessidades holísticas das pessoas afetadas por essas condições.

O estudo realizado que avaliou o comportamento de crianças em distintas etapas evolutivas revelou um dado crucial: as complicações pré e perinatais nem sempre impactam todas as crianças prematuras ou com baixo peso da mesma maneira. Isto sugere que tais adversidades iniciais, embora possam influenciar o desenvolvimento infantil, não são determinantes isolados para a manifestação futura do Transtorno do

Déficit de Atenção e Hiperatividade (TDAH).

O TDAH é uma condição neurobiológica marcada por desatenção, hiperatividade e impulsividade. Tradicionalmente, associava-se a ocorrência do TDAH a fatores genéticos, ambientais, e sociais, deixando em segundo plano as influências pré e perinatais. No entanto, alguns escritos ampliam essa perspectiva, indicando que a relação entre as complicações iniciais e o TDAH é mais complexa do que se imaginava.

Ao analisar a pesquisa de Moreno, é crucial considerar que cada criança é única em sua resposta às adversidades iniciais. Enquanto alguns indivíduos expostos a complicações pré e perinatais desenvolvem TDAH, outros não exibem esse transtorno. Isso sugere a presença de fatores moderadores e mediadores que influenciam a expressão fenotípica do TDAH em crianças vulneráveis.

Ainda que complicações pré e perinatais não determinem por si só a presença de TDAH, elas podem desempenhar um papel significativo no perfil de risco de certos indivíduos. Por exemplo, condições como prematuridade, baixo peso ao nascer e eventos traumáticos durante o parto podem predispor uma criança a desenvolver características típicas do TDAH, como impulsividade e dificuldades de atenção.

É fundamental ressaltar que o desenvolvimento do TDAH é multifacetado, envolvendo uma interação complexa entre predisposições genéticas e influências ambientais. Nesse contexto, as complicações pré e perinatais representam apenas uma peça do quebra-cabeça, contribuindo para a heterogeneidade de sintomas e trajetórias clínicas observadas em crianças com TDAH.

Assim passamos a considerar não apenas o papel das variáveis tradicionais, mas também a importância de investigar como os eventos iniciais podem modular o curso evolutivo do TDAH. Compreender essa dinâmica complexa é essencial para o desenvolvimento de estratégias de prevenção e intervenção mais eficazes, que levem em conta não apenas os aspectos genéticos e comportamentais, mas também a história perinatal de cada criança.

Alguns estudos chamam a atenção para a necessidade de uma abordagem holística e integrativa no estudo do TDAH, que considere não apenas fatores isolados, mas também suas interações dinâmicas ao longo do desenvolvimento. A pesquisa futura nesse campo certamente se beneficiará ao explorar mais a fundo o complexo entrelaçamento entre complicações pré e perinatais e a expressão do TDAH, possibilitando uma compreensão mais abrangente e informada dessa condição neurobiológica.

Compreender a relação entre as complicações iniciais e o TDAH requer uma abordagem multidimensional e contextualizada, que reconheça a natureza multifacetada dessa condição e sua interação com fatores biológicos, psicológicos e ambientais.

De acordo com estudos epidemiológicos, a recorrência familiar do TDAH é um fenômeno que desperta o interesse dos pesquisadores, evidenciando uma ligação genética substancial no desenvolvimento dessa desordem. A investigação desse aspecto genético revelou estimativas alarmantes, que indicaram um risco de recorrência do TDAH entre pais e irmãos cerca de cinco vezes maior do que a prevalência na população em geral.

A compreensão da transmissão genética do TDAH tem sido uma área de crescente interesse na comunidade científica, pois a identificação de fatores genéticos associados ao transtorno não apenas aprimora a nossa compreensão da sua etiologia, mas também abre caminho para o desenvolvimento de estratégias mais eficazes de diagnóstico e intervenção. Estudos que exploram a recorrência familiar do TDAH fornecem uma evidência sólida de que a carga genética desempenha um papel fundamental na manifestação da condição.

A abordagem metodológica desses estudos, muitas vezes centrada em análises genéticas de famílias com gêmeos e adotados, permite uma investigação mais aprofundada sobre a influência genética no desenvolvimento do TDAH.

Através da comparação de taxas de incidência em diferentes grupos familiares, os pesquisadores conseguem discernir a contribuição relativa dos componentes genéticos e ambientais na manifestação do transtorno. A constatação de uma recorrência significativamente maior do TDAH entre parentes biológicos em comparação com parentes não biológicos reforça a hipótese de uma base genética subjacente ao transtorno.

É crucial reconhecer que a predisposição genética não é o único fator determinante para o desenvolvimento do TDAH. Estudos contemporâneos destacam a interação complexa entre genes e ambiente na expressão fenotípica do transtorno, sugerindo que a herança genética pode interagir com influências ambientais para modular a suscetibilidade de um indivíduo ao TDAH. Essa perspectiva holística enfatiza a importância de considerar não apenas os elementos genéticos isoladamente, mas também a interplay dinâmica entre fatores genéticos e ambientais na etiologia do transtorno.

A investigação da recorrência familiar do TDAH oferece insights valiosos para a prática clínica e a formulação de políticas de saúde pública. O reconhecimento da natureza hereditária do transtorno pode informar estratégias de triagem familiares, intervenções precoces e aconselhamento genético para famílias em que o TDAH é prevalente.

Compreender a base genética do transtorno também pode abrir portas para o desenvolvimento de terapias personalizadas e intervenções terapêuticas mais eficazes, adaptadas às necessidades específicas de cada indivíduo com TDAH.

A investigação da recorrência familiar do TDAH e sua associação com a genética representa um campo de estudo fundamental para a compreensão abrangente dessa complexa condição neurobiológica. A convergência de dados epidemiológicos e análises genéticas em estudos familiares oferece uma perspectiva única sobre os mecanismos subjacentes ao TDAH e destaca a interação intricada entre fatores genéticos e ambientais na manifestação do transtorno. Avanços nesse campo têm o potencial de revolucionar a abordagem do TDAH, informando estratégias de intervenção mais eficazes e personalizadas para aqueles afetados por essa condição com base em sua predisposição genética única.

Capítulo 3

Diferenças entre o TDAH em diferentes faixas etárias

É importante destacar que o Transtorno do Déficit de Atenção e Hiperatividade (TDAH) é uma condição neuropsiquiátrica complexa que envolve fatores genéticos, neurológicos e ambientais. **A afirmação de que o TDAH é "causado" por uma combinação de aspectos biológicos, genéticos e cerebrais reflete a compreensão atual da comunidade científica sobre a natureza multifatorial desse transtorno**.

Estudos de neuroimagem e biologia molecular têm contribuído significativamente para a compreensão do TDAH. Anomalias em áreas do cérebro relacionadas ao controle da atenção, impulsividade e hiperatividade têm sido observadas em indivíduos com TDAH em diversos estudos de neuroimagem, fornecendo evidências da base biológica do transtorno.

Pesquisas que exploram fatores genéticos têm demonstrado a influência de genes na predisposição ao TDAH, reforçando a compreensão de que o transtorno tem uma base biológica e genética substancial.

É importante ressaltar que o diagnóstico do TDAH não se baseia apenas em evidências biológicas, mas em uma avaliação clínica abrangente que considera múltiplos aspectos do funcionamento cognitivo, emocional e comportamental da pessoa.

A abordagem diagnóstica envolve a avaliação de sintomas, história clínica, contexto psicossocial e, quando indicado, dados de exames complementares, incluindo neuroimagem e testes genéticos.

Portanto, a compreensão contemporânea do TDAH reconhece sua natureza complexa e multidimensional, envolvendo uma interação entre fatores biológicos, genéticos e ambientais. A abordagem diagnóstica do TDAH deve ser holística e baseada em evidências científicas para garantir uma intervenção adequada e personalizada para indivíduos com esse transtorno.

A dopamina é um neurotransmissor crucial para funções cognitivas, comportamentais e motoras, sendo a sua regulação desequilibrada associada a sintomas de TDAH, como impulsividade e dificuldade de manter a atenção.

As regiões cerebrais mencionadas, como a área frontal (incluindo o córtex pré-frontal) e estruturas subcorticais (estriado e tálamo), desempenham papéis importantes na regulação da atenção e controle executivo, funções que estão frequentemente comprometidas no TDAH.

Além da dopamina, o sistema noradrenérgico também tem sido implicado no TDAH. A noradrenalina é outro neurotransmissor-chave que regula processos cognitivos e comportamentais, e desequilíbrios neste sistema podem contribuir para a manifestação dos sintomas do TDAH.

É importante ressaltar que o TDAH é uma condição multifatorial, envolvendo interações complexas entre fatores genéticos, neurobiológicos e ambientais. A compreensão das bases neurobiológicas do TDAH tem evoluído ao longo dos anos, e pesquisas continuam a investigar essas questões para aprimorar o diagnóstico e o tratamento dessa condição.

As deficiências nos circuitos do córtex pré-frontal e da amígdala, especificamente relacionadas à neurotransmissão das catecolaminas, estão associadas aos sintomas de esquecimento, distratibilidade, impulsividade e desorganização em indivíduos com TDAH (Armsten e Li, 2005).

Estudos de ressonância magnética funcional mostraram uma redução na atividade neural nas regiões frontal, cíngulo anterior e gânglios da base em pacientes com TDAH (Bush et al., 1999).

Além disso, evidências genéticas corroboram essas descobertas, sugerindo que muitos dos genes envolvidos no TDAH codificam componentes dos sistemas de sinalização de catecolaminas, como o transportador de dopamina (DAT), o transportador de noradrenalina (NET), os receptores dopaminérgicos D4 e D5, a dopamina b-hidroxilase e a SNAP-25, proteína que facilita a liberação dos neurotransmissores associados ao TDAH (Yang et al., 2004; Faraone et al., 2005).

Segundo o manual MSD, TDAH é um transtorno mental que se desenvolve no momento ou logo após o nascimento, mas os sintomas normalmente não ficam aparentes até a idade de quatro ou cinco anos e, muitas vezes, não até que as crianças estejam no ensino fundamental ou médio. Os sintomas se enquadram em duas categorias:

Impulsividade: Impaciência excessiva, inquietação, incapacidade de permanecer parado.
Desatenção: Dificuldade de concentração, dificuldade em fazer tarefas tranquilas.

Esses sintomas se sobrepõem aos sintomas de muitas outras doenças, e quase dois terços das crianças com TDAH também têm outro transtorno mental, emocional ou comportamental. Muitas crianças com TDAH também apresentam uma combinação das categorias de impulsividade e desatenção do TDAH.

Essa sobreposição torna o diagnóstico de TDAH desafiador e não é incomum que um diagnóstico leve meses para ser feito. O processo começa com um exame médico abrangente seguido por questionários detalhados preenchidos pelos pais, professores e outros cuidadores. Para ser diagnosticada com TDAH, a criança deve apresentar sintomas em todos os ambientes, não apenas em casa ou na escola, e deve apresentar sintomas por pelo menos seis meses.

Por este motivo é fundamental envolver todos os cuidadores da criança nas avaliações. Pode ser um processo frustrante e demorado com consultas de acompanhamento, encaminhamentos e avaliações adicionais.

Os déficits nos circuitos do córtex pré-frontal e amígdala, devido à alteração na neurotransmissão das catecolaminas, provocam sintomas como esquecimento, distratibilidade, impulsividade e desorganização (Armsten e Li, 2005), enquanto estudos de ressonância magnética funcional (RMF) têm revelado redução da atividade neural na região frontal, córtex cingular anterior e gânglios da base em pacientes com TDAH (Bush et al., 1999).

A máxima "quanto mais cedo o tratamento, melhores os resultados para os pacientes" é frequente e válida para diversas condições, incluindo o transtorno do déficit de atenção e hiperatividade (TDAH).

Apesar de ser reconhecido pela Organização Mundial da Saúde (OMS), o diagnóstico e a gestão adequada do TDAH no Brasil nem sempre são simples e ágeis. Este transtorno, geralmente iniciado na infância, tende a persistir na vida adulta.

Divididos entre desatenção e hiperatividade, existem sinais distintos que podem ser observados. O primeiro sinal é caracterizado pela dificuldade em manter a atenção e organizar as tarefas, enquanto o segundo é identificado por comportamentos como falar excessivamente e inquietude física.

O tratamento do Transtorno de Déficit de Atenção e Hiperatividade (TDAH) requer comprometimento por parte do paciente e da família, sobretudo em casos envolvendo crianças e jovens.

Esses grupos podem apresentar desafios adicionais relacionados ao comportamento, tais como problemas com regras e limites. Em adultos, os sintomas costumam se manifestar através de descuido em relação a questões do dia a dia e do ambiente de trabalho, dificuldades frequentes de memória e agitação, além de possíveis associações com tabagismo e consumo excessivo de álcool.

O TDAH impacta aproximadamente 11 milhões de indivíduos no Brasil, conforme dados do Ministério da Saúde em 2022 e do IBGE.

Embora o transtorno seja frequentemente associado à infância, é importante reconhecer que também afeta adultos com idade superior a 18 anos, atingindo cerca de 2 milhões de pessoas entre 18 e 44 anos, e tem sido diagnosticado com maior frequência em indivíduos com mais de 44 anos, com uma prevalência de 6,1% nessa faixa etária.

Profissionais alertam para o estigma enfrentado por aqueles que recebem o diagnóstico, especialmente no caso de mulheres, que muitas vezes são erroneamente percebidas como mais tranquilas, o que pode resultar em equívocos e atrasos no tratamento.

Nos últimos anos, percebemos um aumento considerável no diagnóstico do TDAH, sugerindo que uma significativa parcela da população está sendo identificada com o transtorno, em diversos níveis. Situações do cotidiano, como perder objetos, esquecer-se de algo que se estava dizendo e não concluir tarefas pode ser erroneamente associadas ao TDAH.

No entanto, é fundamental reconhecer as mudanças significativas que ocorreram no mundo. Estamos constantemente expostos a uma imensa quantidade de informações, tarefas e dispositivos eletrônicos, o que nem sempre indica a presença de TDAH. Este transtorno, de origem neurobiológica com bases genéticas, é usualmente diagnosticado por psiquiatras a partir de sintomas como desatenção, hiperatividade e impulsividade.

O transtorno de déficit de atenção e hiperatividade (TDAH) e o transtorno bipolar são condições mentais distintas que apresentam sintomas característicos como falta de atenção, impulsividade, mudanças de humor intensas e irritabilidade.

Quando essas duas condições se manifestam simultaneamente, algumas vezes denominado como **"Anel de Fogo"**, pode-se observar um quadro clínico complexo e desafiador. Desenvolvimento:

O Anel de Fogo, caracterizado pela combinação de TDAH e transtorno bipolar, muitas vezes se reflete em um comportamento marcado por explosões de raiva e irritabilidade. Indivíduos que apresentam essa sobreposição de sintomas podem enfrentar desafios significativos na regulação das emoções, resultando em respostas exacerbadas a estímulos externos e internos.

A impulsividade inerente ao TDAH, somada às flutuações de humor do transtorno bipolar, pode criar um cenário propenso a reações raivosas e imprevisíveis.

Além disso, a sensibilidade ao ambiente de pessoas com o Anel de Fogo pode ser amplificada, tornando-as suscetíveis a estímulos sensoriais que podem desencadear respostas emocionais intensas.

Mudanças atmosféricas, interações sociais ou mesmo sutis variações no ambiente podem afetar de forma significativa o equilíbrio emocional desses indivíduos, contribuindo para um estado de constante vulnerabilidade e sobrecarga emocional.

É importante ressaltar que a presença simultânea de TDAH e transtorno bipolar no quadro do Anel de Fogo exige uma abordagem terapêutica integrada e individualizada. O tratamento envolve a combinação de intervenções farmacológicas, psicoterapia e estratégias de manejo de sintomas, visando estabilizar o humor, promover a autorregulação emocional e fortalecer habilidades de enfrentamento.

O Anel de Fogo representa um desafio clínico complexo que demanda uma compreensão aprofundada dos mecanismos subjacentes ao TDAH e ao transtorno bipolar, assim como de suas interações. O impacto desse quadro na vida das pessoas afetadas não deve ser subestimado, e a busca por um tratamento adequado e suporte emocional é fundamental para a melhoria da qualidade de vida e bem-estar desses indivíduos.

A educação, a conscientização e a empatia são cruciais para promover um ambiente mais compreensivo e inclusivo para aqueles que vivenciam o desafio único do Anel de Fogo.

O Transtorno do Déficit de Atenção e Hiperatividade do Lobo temporal é uma condição neurológica que afeta indivíduos de todas as idades, causando dificuldades em manter a atenção, controlar impulsos e regular o comportamento.

No entanto, quando o TDAH está associado ao lobo temporal do cérebro, as manifestações podem se tornar ainda mais desafiadoras e complexas.

O lobo temporal desempenha um papel crucial no processamento de informações, regulação emocional e memória. Quando comprometido pelo TDAH, os indivíduos podem enfrentar dificuldades adicionais com o controle emocional, memória de curto prazo e funções executivas.

Essa combinação de sintomas torna o TDAH do lobo temporal uma condição peculiar e muitas vezes mal compreendida.

Um traço característico do TDAH do lobo temporal é a temperamentalidade extrema e a desobediência flagrante. Os indivíduos afetados podem apresentar reações intensas a situações do dia a dia, sendo impulsivos e imprevisíveis.

Essa instabilidade emocional pode criar desafios significativos em várias áreas da vida, desde relacionamentos interpessoais até desempenho acadêmico.

Além disso, os sintomas do TDAH do lobo temporal podem afetar diretamente a capacidade de aprendizado e desenvolvimento acadêmico. Problemas com a caligrafia, em especial, são comuns entre os portadores dessa condição.

A coordenação motora fina necessária para a escrita manual pode ser prejudicada, resultando em uma caligrafia ilegível e dificuldades na expressão escrita. Isso, por sua vez, pode impactar a autoestima e a autoconfiança do indivíduo, além de dificultar a comunicação eficaz.

Enfrentar o **TDAH do lobo temporal** é uma jornada desafiadora e repleta de obstáculos. A complexidade e a natureza imprevisível dos sintomas exigem uma abordagem multidisciplinar e individualizada para o tratamento e manejo da condição.

É crucial que a sociedade como um todo adote uma postura de empatia e compreensão em relação ao TDAH do lobo temporal e suas ramificações.

A estigmatização e o julgamento devem ser substituídos pela educação e inclusão, garantindo que os portadores dessa condição tenham oportunidades iguais de participar plenamente da sociedade.

A jornada do indivíduo com TDAH do lobo temporal é uma de autoaceitação, superação e crescimento. Ao reconhecer e entender as complexidades dessa condição, podemos criar um ambiente mais empático e inclusivo para todos os indivíduos afetados. Reafirmar a importância da conscientização e da educação contínua é essencial para promover uma maior compreensão e aceitação do TDAH do lobo temporal na sociedade.

Neste sentido, é fundamental que avancemos em direção a uma abordagem mais holística e compassiva em relação ao TDAH do lobo temporal, reconhecendo a singularidade e os desafios enfrentados por aqueles que convivem com essa condição.

Por meio da educação, da sensibilização e do apoio mútuo, podemos construir uma sociedade mais inclusiva e acolhedora para todos.

Indivíduos com TDAH muitas vezes enfrentam desafios significativos em diversas áreas da vida, incluindo na sua saúde mental. Um aspecto menos explorado, porém crucial, dessa interação é a conexão entre o **TDAH e o sistema**

límbico, parte do cérebro responsável por regular emoções e comportamentos.

Os indivíduos com TDAH que possuem uma disfunção no sistema límbico podem enfrentar um quadro ainda mais complexo, com a presença frequente de sintomas depressivos. A depressão associada ao TDAH e ao sistema límbico pode se manifestar de diversas formas, muitas vezes como um estado constante de tristeza, desesperança e baixa energia. Esses indivíduos podem experimentar dificuldades em encontrar motivação para as tarefas do dia a dia, e podem se sentir sobrecarregados pela desatenção característica do TDAH, tornando-se presas de um ciclo de baixa autoestima e autocrítica.

A interação entre o TDAH e a depressão também pode ser observada na forma como ambos afetam a capacidade de regulação emocional. Indivíduos com TDAH e disfunção no sistema límbico podem apresentar dificuldades em controlar suas emoções, oscilando entre períodos de irritabilidade e apatia. A constante luta para se concentrar e manter a atenção pode levar a sentimentos de fracasso e desamparo, agravando ainda mais a sintomatologia depressiva.

Além disso, a desatenção associada ao TDAH pode dificultar a busca por ajuda e tratamento para a depressão. A procrastinação, a falta de organização e a dificuldade em seguir um plano de tratamento são desafios típicos enfrentados por aqueles com essa comorbidade, tornando o acesso à terapia e medicação mais desafiador.

É crucial que profissionais de saúde estejam cientes da complexidade dessa interação entre TDAH, sistema límbico e depressão, a fim de oferecer um tratamento abrangente e personalizado. Intervenções que abordem tanto os sintomas do TDAH quanto os da depressão, como a terapia cognitivo-comportamental e a combinação de medicamentos, podem ser benéficas para ajudar esses indivíduos a gerenciar seus sintomas de forma mais eficaz.

Em última análise, reconhecer e compreender a interseção entre o TDAH, o sistema límbico e a depressão é fundamental para garantir um suporte adequado e uma abordagem terapêutica holística para aqueles que enfrentam essa complexa realidade. Através do conhecimento e da empatia, é possível trazer mais conscientização e recursos para auxiliar aqueles que vivenciam essa interação desafiadora entre essas condições neurológicas.

O TDAH é frequentemente associado com distração, falta de foco e hiperatividade, no entanto, há uma faceta menos explorada dessa condição: o super foco.

O "super foco" é um fenômeno muitas vezes subestimado e menos discutido do TDAH. Indivíduos com TDAH podem exibir períodos intensos de atenção e concentração em áreas de interesse específicas. Esse super foco pode levar a níveis impressionantes de produtividade e criatividade, à medida que canalizam sua energia intensa para tarefas que os cativam.

No entanto, este super foco também pode se tornar um obstáculo quando o indivíduo é incapaz de desviar sua atenção de uma tarefa para outra, ignorando responsabilidades mais urgentes.

O super foco associado ao TDAH pode ser comparado a uma espada de dois gumes. Por um lado, pode levar a realizações notáveis e insights profundos, mas por outro, pode causar procrastinação e dificuldades na conclusão de tarefas básicas do cotidiano. A capacidade de alternar entre o super foco e a atenção dispersa é um desafio constante para muitos indivíduos com TDAH.

Além disso, o super foco no TDAH pode gerar sentimentos de frustração e incompreensão por parte dos outros, que muitas vezes não percebem a complexidade dessa condição.

É fundamental reconhecer que o TDAH não se limita à desconcentração e impulsividade; o super foco é uma faceta importante que merece ser explorada e compreendida mais profundamente.

O super foco no TDAH representa uma dimensão significativa e muitas vezes subestimada dessa condição complexa. Enquanto o super foco pode gerar realizações notáveis e momentos de intensa criatividade, também apresenta desafios substanciais para aqueles que vivenciam o TDAH em seu dia a dia.

É imperativo que a sociedade amplie sua compreensão do TDAH para além dos estereótipos comuns e reconheça a diversidade de experiências associadas a essa condição.

Portanto, devemos adotar uma abordagem mais holística e acolhedora em relação ao TDAH, valorizando não apenas os seus aspectos desafiadores, mas também as potencialidades únicas que o super foco pode oferecer. Somente através da empatia, compreensão e educação poderemos criar um ambiente mais inclusivo e solidário para aqueles que vivenciam o TDAH em suas vidas.

Muitas vezes o profissional se concentra mais no tipo hiperativo-impulsivo do TDAH, negligenciando o subtipo desatento do transtorno. **O TDAH desatento** manifesta-se de forma diferente do tipo hiperativo-impulsivo, apresentando sintomas como dificuldade de concentração, desatenção, esquecimento e tendência a se perder em pensamentos internos.

Esses indivíduos podem ser rotulados erroneamente como preguiçosos, desinteressados ou mesmo desinformados, quando, na realidade, estão enfrentando dificuldades específicas de funcionamento cognitivo e executivo. As consequências do TDAH desatento podem ser significativas, impactando negativamente o desempenho acadêmico, social e profissional desses indivíduos.

Uma das questões centrais em torno do TDAH desatento é a sua subestimação e subdiagnóstico. Devido à falta de manifestações externas de hiperatividade e impulsividade, é comum que esses casos passem despercebidos ou sejam mal interpretados.

Isso ressalta a importância da educação, conscientização e avaliação adequada para identificar e apoiar adequadamente aqueles que podem estar lidando com o TDAH desatento.

Diante desses desafios, surge a necessidade de uma abordagem mais compreensiva e inclusiva em relação ao TDAH desatento. Em vez de simplesmente rotular esses indivíduos como desatentos ou distraídos, é fundamental reconhecer as nuances e complexidades desse transtorno e oferecer estratégias de intervenção personalizadas.

A educação, a terapia cognitivo-comportamental, o treinamento de habilidades sociais e a medicação podem desempenhar um papel crucial no manejo do TDAH desatento e na melhoria da qualidade de vida dos afetados.

Além dos desafios, também é importante reconhecer as potenciais vantagens e qualidades associadas ao TDAH desatento. Muitas vezes, esses indivíduos demonstram criatividade, originalidade e pensamento divergente, que podem ser ativos valiosos em diversos contextos.

Ao promover um ambiente que valorize e capitalize essas características, é possível transformar os desafios do TDAH desatento em oportunidades de crescimento e realização pessoal.

O TDAH desatento é um aspecto significativo e muitas vezes subestimado do Transtorno do Déficit de Atenção e Hiperatividade. Ao refletir sobre suas complexidades, desafios e potencialidades, somos capazes de adotar uma abordagem mais compreensiva e inclusiva em relação a essa condição. Por meio da educação, da conscientização e do suporte adequado, podemos ajudar aqueles que vivenciam o TDAH desatento a desenvolver todo o seu potencial e a prosperar em suas vidas pessoais e profissionais.

O TDAH clássico é caracterizado pela tríade de sintomas principais: desatenção, hiperatividade e impulsividade. Indivíduos com esta forma de TDAH frequentemente encontram desafios significativos em sua vida diária. A desatenção pode se manifestar como dificuldade em manter o foco em tarefas, esquecimento de detalhes e dificuldade em seguir instruções.

A hiperatividade pode resultar em inquietação, dificuldade em permanecer sentado por longos períodos e uma constante necessidade de movimento. A impulsividade pode levar a ações precipitadas, interrupção de conversas e dificuldade em esperar sua vez.

Embora o TDAH clássico possa apresentar desafios significativos, também é importante reconhecer que muitas pessoas com essa condição possuem habilidades e talentos únicos. Muitos indivíduos com TDAH são criativos, pensadores rápidos e capazes de realizar diversas tarefas simultaneamente.

No entanto, as demandas da sociedade nem sempre estão alinhadas com essas habilidades, o que pode levar a uma sensação de inadequação e frustração.

O diagnóstico e tratamento do TDAH clássico são fundamentais para ajudar indivíduos a gerenciar seus sintomas e alcançar seu potencial máximo. Intervenções como terapia comportamental, educação especializada e, em alguns casos, medicação podem ser parte integrante do plano de tratamento. Além disso, o apoio da família, dos educadores e da comunidade é essencial para criar um ambiente de suporte e compreensão para indivíduos com TDAH.

É crucial também combater estigmas e equívocos em torno do TDAH clássico. Muitas vezes, as pessoas com essa condição são rotuladas como preguiçosas, distraídas ou irresponsáveis, quando na verdade estão lidando com uma condição neurológica complexa que afeta seu funcionamento diário.

Educar a sociedade sobre o TDAH e promover a compaixão e a empatia são passos essenciais para garantir que aqueles com TDAH clássico recebam o suporte de que precisam.

Em conclusão, o TDAH clássico é mais do que apenas uma lista de sintomas; é uma experiência individual e única para cada pessoa que vive com essa condição. Ao reconhecer a complexidade do TDAH e o impacto que pode ter na vida das pessoas, podemos trabalhar juntos para criar um ambiente mais inclusivo e compreensivo para aqueles que vivenciam essa realidade todos os dias. A conscientização, a educação e o apoio são fundamentais para ajudar indivíduos com TDAH clássico a prosperar e alcançar seu pleno potencial.

Características de TDAH em adultos

Um aspecto intrigante desse transtorno é o fenômeno do **hiperfoco, no qual adultos com TDAH podem transformar sua atenção em algo intenso e prolongado, muitas vezes levando à obsessão.**

Adultos com TDAH muitas vezes vivenciam dificuldades em manter o foco e a atenção em tarefas do dia a dia. No entanto, o hiperfoco surge como uma faceta interessante desse transtorno, onde, em determinadas situações, esses indivíduos são capazes de concentrar sua atenção de forma extraordinária em um projeto, tarefa ou interesse específico.

Esse nível de envolvimento pode ser tão intenso que os adultos com TDAH parecem incapazes de se desligar, mesmo diante de orientações contrárias de especialistas.

Gradualmente, o hiperfoco pode se transformar em obsessão, tornando-se a principal fonte de atenção e energia do indivíduo. A busca constante pela perfeição ou pela conclusão de um determinado objetivo pode levar à exclusão de outras áreas importantes da vida do adulto com TDAH.

O medo de serem consumidos por distrações ou de não cumprir suas expectativas pode reforçar ainda mais a constante imersão nesse estado de hiperfoco.

É plausível argumentar que o hiperfoco em adultos com TDAH pode, de fato, funcionar como um mecanismo de enfrentamento. Ao concentrar-se intensamente em uma atividade específica, esses indivíduos conseguem bloquear as distrações que constantemente os atormentam. Esse foco intenso pode proporcionar uma sensação de controle e realização, contribuindo para a redução da ansiedade e do estresse associados ao TDAH.

Além disso, o hiperfoco pode servir como uma maneira de lidar com a hiperatividade e impulsividade características do TDAH, permitindo que o indivíduo canalize sua energia de forma construtiva e produtiva. Em certos contextos, o hiperfoco pode ser uma ferramenta poderosa que impulsiona a criatividade, a produtividade e o sucesso pessoal e profissional.

O hiperfoco em adultos com TDAH é um fenômeno complexo que merece uma reflexão aprofundada. Embora possa agir como um mecanismo de enfrentamento eficaz, oferecendo benefícios como controle, realização e produtividade, é crucial estar atento aos potenciais riscos de obsessão e exclusão de outras áreas da vida.

A chave reside em encontrar um equilíbrio saudável entre o hiperfoco como uma ferramenta útil e a necessidade de diversidade e variedade.

Um dos desafios mais marcantes experimentados por adultos com TDAH é a desorganização, que pode manifestar-se de diversas formas e impactar significativamente suas vidas diárias.

A **desorganização no TDAH adulto** se manifesta de maneira distinta em relação a indivíduos sem o transtorno. Enquanto muitos podem ter momentos de desorganização ocasionalmente, adultos com TDAH enfrentam dificuldades mais profundas em manter a organização de suas tarefas e pertences.

A capacidade de realizar atividades em uma sequência lógica, algo muitas vezes considerado simples por outros, torna-se um desafio abissal para esses indivíduos. A desorganização não é uma opção para eles – é uma realidade constante que pode gerar um forte sentimento de frustração.

Uma das áreas mais afetadas pela desorganização no TDAH adulto é a gestão do tempo. A incapacidade de organizar o tempo de forma eficaz pode resultar em atrasos constantes em compromissos e eventos.

Adultos com TDAH muitas vezes lutam para priorizar tarefas, o que os leva a dedicar um tempo excessivo a atividades que podem não ser tão urgentes ou importantes quanto outras. Essa dificuldade em distinguir as prioridades pode levar a uma gestão ineficiente do tempo e a consequentes negligências em responsabilidades importantes.

É importante ressaltar que a desorganização no TDAH adulto não se deve a uma escolha consciente, mas sim a uma dificuldade inerente à condição. O cérebro desses indivíduos funciona de forma única, tornando desafiador o processo de organização e planejamento. Portanto, é fundamental que a sociedade compreenda e ofereça suporte adequado a esses adultos, ajudando-os a superar esses obstáculos e a alcançar seu pleno potencial.

A desorganização no TDAH adulto representa um desafio significativo que pode afetar diversos aspectos da vida desses indivíduos. A falta de capacidade de organizar-se adequadamente pode gerar frustração e dificuldades interpessoais. No entanto, com compreensão, apoio e estratégias de gerenciamento adaptadas, é possível minimizar os impactos da desorganização e permitir que adultos com TDAH desenvolvam habilidades eficazes de organização e gestão do tempo.

Ao abordarmos **a questão da raiva e como ela se manifesta em adultos com Transtorno de Déficit de Atenção e Hiperatividade (TDAH),** é fundamental reconhecer a complexidade e a diversidade de experiências que cercam esse tema. Enquanto é comum associar birras e explosões emocionais ao

TDAH em crianças, é importante entender que os adultos com essa condição também podem enfrentar desafios significativos no manejo da raiva.

As explosões de raiva, frequentemente atribuídas a um temperamento explosivo ou falta de controle emocional, podem, na realidade, estar intrinsecamente ligadas ao TDAH em adultos. A dificuldade em regular emoções intensas e impulsividade são características centrais desse transtorno, refletindo-se muitas vezes em episódios de explosão emocional.

Quando a raiva se manifesta de forma intensa e desproporcional, resultando em comportamentos impulsivos e reações exageradas, pode ser um indício de que o TDAH está influenciando essas respostas emocionais.

Uma das principais razões pelas quais os adultos com TDAH podem ter dificuldade em lidar com a raiva é a desregulação neurobiológica associada a esse transtorno. Estudos neurocientíficos demonstraram que indivíduos com TDAH enfrentam desafios na regulação do controle inibitório e da atenção, o que pode afetar diretamente a forma como processam e respondem às emoções, incluindo a raiva.

Dessa forma, as explosões de raiva em adultos com TDAH podem ser vistas como uma manifestação das dificuldades subjacentes na regulação emocional e comportamental.

É crucial ressaltar que a raiva em adultos com TDAH não deve ser simplesmente vista como um problema de controle emocional. Em vez disso, é fundamental compreender essas explosões de raiva dentro do contexto mais amplo do transtorno, reconhecendo que elas são sintomas de uma condição neuropsiquiátrica complexa e multifacetada.

A educação, a terapia cognitivo-comportamental e estratégias de manejo do TDAH podem desempenhar um papel crucial no desenvolvimento de habilidades para lidar de forma mais eficaz com a raiva e outras emoções intensas.

Além disso, é essencial combater estigmas e promover uma maior compreensão e empatia em relação aos adultos com TDAH que enfrentam desafios relacionados à raiva. Ao invés de rotular essas explosões como simples "temperamento explosivo", é importante reconhecer a complexidade por trás desse comportamento e oferecer suporte e recursos adequados para auxiliar no manejo dessas emoções.

As explosões de raiva em adultos com TDAH representam uma faceta significativa e muitas vezes subestimada desse transtorno. Ao abordar essas questões com sensibilidade e compreensão, podemos promover uma maior conscientização e oferecer suporte eficaz para aqueles que enfrentam esses desafios.

Através da educação, do tratamento adequado e do apoio da comunidade, podemos ajudar os adultos com TDAH a desenvolver estratégias eficazes para lidar com a raiva e viver uma vida mais equilibrada e satisfatória.

A incapacidade de concentração e a desatenção são questões que afetam significativamente a vida de muitos adultos com Transtorno de Déficit de Atenção e Hiperatividade (TDAH).

Esses indivíduos frequentemente experimentam nevoeiros mentais semelhantes aos observados em crianças com TDAH, o que pode tornar difícil para eles se concentrarem em tarefas, especialmente quando estas não lhes parecem interessantes ou gratificantes.

A falta de atenção constante e a dificuldade em manter o foco em um determinado assunto podem levar a mal-entendidos e julgamentos equivocados por parte de outras pessoas, que frequentemente interpretam essa desatenção como preguiça ou falta de vontade.

Adultos com TDAH muitas vezes lutam para dar continuidade a tarefas do início ao fim, mesmo quando se esforçam para permanecer envolvidos. A mente desses indivíduos tende a vagar, mesmo durante atividades que exigem atenção total. Esta característica distintiva do TDAH pode causar frustração e dificuldades tanto no trabalho quanto nas relações pessoais.

Além disso, a incapacidade de focar nos detalhes pode ser percebida como falta de interesse ou negligência, quando na realidade é um reflexo da constante batalha interna que os adultos com TDAH enfrentam diariamente para processar informações e manter a atenção.

É vital entender que a desatenção observada em adultos com TDAH não se resume a uma escolha consciente de desviar o foco, mas sim a uma complexa interação de fatores neurobiológicos e ambientais que afetam a capacidade dessas pessoas de se concentrarem. A atenção seletiva, a capacidade de filtrar estímulos irrelevantes e manter o foco em uma tarefa específica, é essencialmente comprometida no TDAH, o que leva a dificuldades no processamento de informações e na conclusão de tarefas.

Para lidar com esses desafios, é importante que os adultos com TDAH tenham um ambiente de apoio que compreenda suas dificuldades e ofereça estratégias eficazes para melhorar a concentração e a produtividade.

Isso pode incluir a implementação de rotinas estruturadas, o estabelecimento de metas realistas e a utilização de técnicas de auto-regulação, como a prática da atenção plena e a quebra de tarefas complexas em etapas menores e mais gerenciáveis.

A desatenção e a incapacidade de concentração em adultos com TDAH não devem ser vistas como falta de empenho ou comprometimento. Ao contrário, é fundamental reconhecer e abordar essas questões de forma empática e proativa, a fim de promover um ambiente de trabalho e de convivência mais inclusivo e compreensivo para todos os indivíduos, independentemente de suas peculiaridades cognitivas.

Enquanto o TDAH é frequentemente associado a dificuldades de concentração e hiperatividade, a ansiedade pode manifestar-se de várias formas, incluindo ataques de pânico. Aqui abordarei a interseção entre a ansiedade e o TDAH em adultos, explorando como a rotulagem pode prejudicar aqueles que lidam com essas condições.

Adultos com TDAH muitas vezes enfrentam um conjunto único de desafios, incluindo a luta contra a ansiedade. A ansiedade é uma reação natural ao estresse, mas para aqueles com TDAH, seus sintomas podem ser exacerbados. A constante luta para manter o foco, a impulsividade e a inquietude associadas ao TDAH podem desencadear sentimentos intensos de ansiedade. Além disso, a pressão de cumprir expectativas sociais e profissionais pode agravar esses sintomas, levando a ataques de pânico em certos casos.

Os ataques de pânico são episódios súbitos e intensos de medo ou desconforto, acompanhados por uma série de sintomas físicos e emocionais. Para adultos com TDAH, esses ataques podem ser particularmente assustadores, pois a sensação de perder o controle se sobrepõe à já existente luta contra a falta de atenção e a hiperatividade.

A rotina diária desses indivíduos pode ser significativamente afetada, resultando em dificuldades para cumprir obrigações pessoais e profissionais.

No entanto, é importante reconhecer que a ansiedade e os ataques de pânico não definem a totalidade da experiência de um adulto com TDAH. Embora esses desafios sejam significativos, também existem pontos fortes e recursos que podem ser cultivados. A aceitação e compreensão do TDAH e da ansiedade como partes integrantes do eu, em vez de rótulos limitantes, podem ser fundamentais para promover a autoestima e o bem-estar emocional.

A rotulagem de adultos com TDAH que experimentam ansiedade e ataques de pânico pode ser um obstáculo significativo para a busca de ajuda e tratamento adequados. Muitas vezes, esses indivíduos são estigmatizados e mal compreendidos, levando a sentimentos de isolamento e inadequação. É crucial que a sociedade abandone a ideia de rotulagem simplista e adote uma abordagem mais holística e empática em relação às questões de saúde mental.

A interseção entre o TDAH, a ansiedade e os ataques de pânico em adultos apresenta desafios complexos que exigem uma abordagem compassiva e informada. É essencial reconhecer a singularidade de cada experiência e promover um diálogo aberto e inclusivo sobre a saúde mental. Auxiliar indivíduos a buscar apoio, desenvolver estratégias de enfrentamento saudáveis e construir resiliência é fundamental para transformar a jornada de enfrentar a ansiedade e o TDAH em uma oportunidade de crescimento e cura.

Indivíduos com TDAH muitas vezes exibem uma mente extremamente ativa, movendo-se rapidamente de uma ideia para a outra, buscando constantemente novas informações e estímulos para alimentar seus cérebros inquietos. Nesse contexto, surge a questão interessante sobre a relação entre a mente ativa dos portadores de TDAH e seu potencial aumento de tédio em relação a estímulos comuns do dia a dia, tanto em crianças quanto em adultos.

É comum observar a tendência de crianças com TDAH se entediarem facilmente em situações que exigem concentração prolongada, como a sala de aula ou atividades repetitivas. Esse comportamento pode ser atribuído à constante busca por novidades e desafios que estimulem sua mente inquieta. A rotina estruturada e monótona muitas vezes não consegue manter sua atenção, levando-os ao tédio e, por consequência, a comportamentos disruptivos.

Da mesma forma, adultos com TDAH podem enfrentar desafios semelhantes, encontrando dificuldades em lidar com tarefas cotidianas que não despertem seu interesse ou ofereçam a estimulação necessária para manter sua concentração.

Isso pode se manifestar em problemas de organização, procrastinação e falta de motivação em atividades consideradas banais pela maioria das pessoas.

A necessidade de constante novidade e excitação pode tornar difícil para esses adultos lidar com as demandas da vida diária, resultando em frustração e insatisfação.

É importante ressaltar que o tédio experimentado por indivíduos com TDAH não está necessariamente relacionado à falta de interesse ou capacidade intelectual.

Pelo contrário, muitas vezes é uma manifestação da mente hiperativa em busca de estímulos mais desafiadores e gratificantes. Nesse sentido, é fundamental oferecer estratégias e suportes adequados para ajudar crianças e adultos com TDAH a gerenciar seu tédio, canalizando sua energia e criatividade de maneira produtiva.

Uma abordagem eficaz pode envolver a incorporação de atividades diversificadas e estimulantes em seu ambiente, a implementação de técnicas de gerenciamento de tempo e organização, bem como o estabelecimento de metas claras e alcançáveis para manter seu foco e motivá-los.

Além disso, o apoio de profissionais de saúde mental, educadores e familiares desempenha um papel crucial na criação de um ambiente favorável que atenda às necessidades específicas desses indivíduos.

A relação entre a mente ativa e o tédio em crianças e adultos com TDAH é complexa e multifacetada. Compreender as nuances desse vínculo pode contribuir significativamente para o desenvolvimento de estratégias eficazes de intervenção e apoio, promovendo o bem-estar e a realização desses indivíduos em suas vidas diárias.

Assim, é válido ressaltar que o TDAH não é uma limitação, mas sim uma característica que, quando adequadamente compreendida e gerida, pode se tornar uma fonte de criatividade, inovação e potencial inigualável para aqueles que o vivenciam.

A depressão e o Transtorno do Déficit de Atenção e Hiperatividade (TDAH) são condições de saúde mental que podem afetar a qualidade de vida dos adultos. Enquanto muitas vezes são tratados como problemas separados, é crucial reconhecer que a depressão pode ser um componente do TDAH em adultos, adicionando camadas complexas ao diagnóstico e tratamento.

Em primeiro lugar, é importante compreender as características distintas do TDAH e da depressão. O TDAH é caracterizado por sintomas como impulsividade, desatenção e hiperatividade, afetando a capacidade da pessoa de focar, organizar e completar tarefas.

Por outro lado, a depressão manifesta-se por sentimentos persistentes de tristeza, baixa autoestima e perda de interesse em atividades cotidianas. Quando essas duas condições coexistem em um adulto, pode ser desafiador identificar e tratar adequadamente ambas.

Muitas vezes, os adultos que buscam tratamento para depressão podem não perceber que seus sintomas podem ser agravados ou relacionados ao

TDAH. Características comuns compartilhadas por essas condições, como dificuldade de concentração, impulsividade e desorganização, podem mascarar a presença de TDAH e levar a um tratamento inadequado.

Isso destaca a importância de uma avaliação abrangente por profissionais de saúde mental para identificar adequadamente a presença de sintomas de ambos os transtornos.

Além disso, a interseção entre depressão e TDAH em adultos pode complicar a eficácia do tratamento. Enquanto os antidepressivos são frequentemente prescritos para tratar a depressão, eles podem não abordar diretamente os sintomas do TDAH.

Da mesma forma, medicamentos estimulantes comumente usados para tratar o TDAH podem não ser a melhor opção para aqueles que também lidam com a depressão. Nesse sentido, uma abordagem terapêutica que leve em consideração ambas as condições pode ser essencial para um tratamento eficaz e abrangente.

É fundamental aumentar a conscientização sobre a relação entre a depressão e o TDAH em adultos, tanto entre os indivíduos que buscam tratamento quanto entre os profissionais de saúde mental. A educação sobre como essas condições podem se sobrepor e afetar um ao outro pode facilitar diagnósticos precisos e planos de tratamento personalizados.

A coexistência de depressão e TDAH em adultos apresenta desafios significativos que requerem uma abordagem cuidadosa e holística.

Reconhecer a complexidade dessa relação, promover a conscientização e buscar tratamento especializado são passos essenciais para ajudar aqueles que lidam com ambos os transtornos a alcançar uma melhor qualidade de vida e bem-estar mental.

O hiperfoco no TDAH em adultos é frequentemente descrito como um aspecto ambivalente da condição. Por um lado, pode ser considerado como uma ferramenta poderosa, que possibilita que pessoas com TDAH se dediquem com fervor a atividades de interesse, alcançando níveis de produtividade excepcionais.

No entanto, por outro lado, o hiperfoco pode levar a uma fixação obsessiva em tarefas específicas, resultando na negligência de responsabilidades importantes e na procrastinação de atividades menos atrativas.

O foco excessivo em uma única tarefa pode comprometer a capacidade de priorização e de gestão do tempo, levando a pessoa com TDAH a direcionar sua energia para atividades que não são essenciais no momento. Muitas vezes, isso se traduz em dificuldades em cumprir prazos, executar tarefas rotineiras ou lidar com assuntos urgentes, impactando negativamente a vida profissional, acadêmica e pessoal do indivíduo.

Além disso, o hiperfoco em atividades prazerosas ou estimulantes pode criar um ciclo vicioso de recompensa imediata, no qual a pessoa com TDAH busca constantemente gratificação instantânea, evitando enfrentar desafios ou obrigações que não despertam seu interesse. Isso pode contribuir para um padrão comportamental de evitação e procrastinação, prejudicando o desenvolvimento de habilidades de autodisciplina e resiliência.

É importante ressaltar que o hiperfoco no TDAH em adultos não deve ser encarado apenas como um obstáculo, mas sim como uma característica intrínseca que pode ser compreendida e administrada de forma construtiva. Ao reconhecer seus padrões de hiperfoco e programar estratégias de autocontrole e gerenciamento de tempo, as pessoas com

TDAH podem aprender a canalizar sua energia de forma mais equilibrada e eficaz, maximizando seu potencial e minimizando os impactos negativos associados ao foco excessivo. O hiperfoco no TDAH representa um desafio significativo para aqueles que vivenciam a condição, mas também oferece oportunidades de crescimento e autodescoberta.

Ao adotar uma abordagem consciente e proativa em relação ao seu padrão de atenção e foco, as pessoas com TDAH podem transformar o hiperfoco em uma ferramenta valiosa para o desenvolvimento pessoal e profissional. O equilíbrio entre explorar as paixões intensamente e cumprir com as demandas da vida cotidiana é essencial para alcançar uma harmonia entre o hiperfoco e a responsabilidade.

A impulsividade, caracterizada pela tendência a agir sem ponderar plenamente as consequências, pode ser um fator complicador nas relações interpessoais. Indivíduos impulsivos muitas vezes são percebidos como desconsiderados, incapazes de se comprometer plenamente e propensos a pular de uma atividade para outra sem concluir nenhuma.

Essa característica pode gerar dificuldades de relacionamento, uma vez que sugere uma falta de consideração pelas consequências de seus atos e uma incapacidade de seguir adiante com seus compromissos. Quando associada ao Transtorno do Déficit de Atenção com Hiperatividade (TDAH) em adultos, a impulsividade pode se manifestar de maneira ainda mais intensa e impactante.

A impulsividade em adultos é um traço comportamental que pode afetar diretamente a maneira como os indivíduos se relacionam com os outros. Ao agir sem pensar, a pessoa impulsiva pode deixar a impressão de desconsideração e falta de comprometimento. Isso pode levar a mal-entendidos, conflitos e, em última análise, prejudicar os laços pessoais. A incapacidade de concluir tarefas iniciadas também pode frustrar aqueles ao redor da pessoa impulsiva, criando um ciclo de instabilidade nas relações interpessoais.

A impulsividade pode ser um obstáculo significativo nas relações interpessoais, pois cria uma imagem de falta de comprometimento e consideração. Quando associada ao TDAH em adultos, seus efeitos podem ser exacerbados, tornando ainda mais desafiador manter relações saudáveis e estáveis.

É fundamental que as pessoas que enfrentam esses desafios busquem apoio profissional e estratégias de manejo para lidar com a impulsividade e suas consequências, a fim de promover relacionamentos mais saudáveis e gratificantes.

A conscientização, a compreensão e o autocuidado são passos essenciais no caminho para superar os desafios da impulsividade e do TDAH e cultivar relações interpessoais mais positivas e enriquecedoras.

A falta de motivação, aliada à ausência de organização, pode gerar desafios consideráveis no cumprimento de tarefas importantes, seja no âmbito doméstico, social ou profissional. Adultos com TDAH muitas vezes se veem envolvidos em uma pilha de atividades que parecem entediantes e esmagadoras, incapazes de gerenciar eficientemente suas responsabilidades.

A sensação de estar sobrecarregado leva a sentimentos de exaustão, angústia e tristeza, tornando a rotina diária um verdadeiro desafio.

A falta de organização é um fator que contribui diretamente para a dificuldade em lidar com as demandas do cotidiano. A incapacidade de estabelecer prioridades, planejar adequadamente e manter rotinas estruturadas pode resultar em tarefas inacabadas, compromissos esquecidos e um senso geral de caos e desordem em diferentes áreas da vida. Essa falta de organização pode potencializar a sensação de sobrecarga e contribuir para a falta de motivação diante das responsabilidades.

O conceito de hiperfoco em adultos, frequentemente associado ao TDAH, pode agravar os desafios relacionados à motivação. Enquanto algumas pessoas com TDAH experimentam intensos períodos de concentração em atividades que despertam seu interesse, a incapacidade de manter esse foco em áreas menos estimulantes pode levar à procrastinação e à falta de empenho em tarefas consideradas menos gratificantes. Essa dificuldade em direcionar energia e atenção para atividades que exigem maior esforço pode contribuir para a sensação de desinteresse e desmotivação.

Para lidar de forma eficaz com os desafios da falta de motivação e organização em adultos com TDAH, é fundamental adotar estratégias e ferramentas que auxiliem na gestão de tempo, planejamento de tarefas e estabelecimento de metas realistas. A criação de rotinas estruturadas, o uso de lembretes e calendários, bem como a busca por apoio profissional, podem ser recursos valiosos para minimizar os impactos negativos dessas características do transtorno.

A falta de motivação e organização representa aspectos significativos do TDAH em adultos que influenciam diretamente a qualidade de vida e o desempenho nas diferentes esferas do dia a dia. Reconhecer esses desafios e desenvolver estratégias personalizadas para enfrentá-los é essencial para promover a adaptação e o bem-estar das pessoas afetadas por essa condição, permitindo uma melhor gestão das responsabilidades e uma maior satisfação pessoal e profissional.

Indivíduos adultos com TDAH muitas vezes se sentem aprisionados em um ciclo de **desorganização temporal,** lutando para estabelecer e manter um cronograma de atividades que lhes permita cumprir as demandas diárias com eficiência. A sensação de estar sempre correndo contra o relógio, de esquecer compromissos importantes ou de perder o controle sobre as tarefas pendentes pode gerar um constante estado de ansiedade e frustração.

Essa dificuldade em lidar com o tempo pode se manifestar de maneiras diversas, afetando tanto a esfera profissional quanto a pessoal. No contexto do trabalho, a falta de organização temporal pode resultar em prazos perdidos, tarefas incompletas e desempenho aquém do potencial do indivíduo.

Isso, por sua vez, pode levar a conflitos com colegas de trabalho, superiores hierárquicos e clientes, impactando negativamente a carreira e a reputação profissional do indivíduo com TDAH.

Além disso, os desafios relacionados à gestão do tempo também se estendem aos relacionamentos interpessoais. A dificuldade em cumprir compromissos, em manter uma rotina estável e previsível, e em gerenciar efetivamente o tempo dedicado às relações afetivas pode criar atritos e mal-entendidos que minam a base dos laços emocionais. A sensação de estar sempre aquém das expectativas alheias, de se sentir constantemente sob pressão e de lidar com a frustração de não conseguir conciliar todas as demandas pode gerar conflitos e desgastes nas relações pessoais.

É importante ressaltar que a dificuldade em lidar com o tempo não deve ser encarada como uma sentença de incompetência ou fracasso. Adultos com TDAH são capazes de superar esses desafios, muitas vezes desenvolvendo estratégias adaptativas e criativas para contornar as limitações impostas pelo transtorno.

A resiliência, a criatividade e a capacidade de se reinventar são características frequentemente presentes nesse grupo de pessoas, permitindo-lhes encontrar soluções inovadoras para os obstáculos que enfrentam.

A dificuldade de lidar com o tempo para pessoas adultas com TDAH é um desafio real e significativo, que pode impactar de forma profunda tanto a produtividade no trabalho quanto os relacionamentos interpessoais.

No entanto, é fundamental reconhecer a resiliência e a capacidade de superação desses indivíduos, valorizando suas conquistas e apoiando seu desenvolvimento contínuo. A aceitação, o apoio e a compreensão são elementos essenciais para construir uma sociedade mais inclusiva e acolhedora para todos, independentemente das diferenças individuais.

Capítulo 4

O papel da tecnologia e das redes sociais no TDAH

Existem vários pontos importantes relacionados ao desenvolvimento infantil e sua interação com fatores como o transtorno de déficit de atenção e hiperatividade (TDAH), estímulos sensoriais, maturação cerebral, uso de telas e alfabetização midiática.

O TDAH é um transtorno neurobiológico com início na infância, caracterizado por sintomas de desatenção, hiperatividade e impulsividade. O diagnóstico e tratamento precoces são fundamentais para ajudar a criança a lidar com os desafios associados ao TDAH e melhorar sua qualidade de vida.

Os primeiros 100 dias de vida são cruciais para o desenvolvimento cerebral e mental da criança. Durante esse período, a exposição a estímulos sensoriais e experiências positivas desempenha um papel fundamental na formação de conexões cerebrais saudáveis.

A exposição excessiva a telas pode ter impactos negativos no desenvolvimento social e cognitivo das crianças. Pais e responsáveis desempenham um papel crucial na regulação do tempo de tela e no desenvolvimento de habilidades de alfabetização midiática para ajudar as crianças a consumir conteúdo digital de forma crítica e responsável.

Garantir um ambiente saudável e estimulante durante os primeiros anos de vida, promover o desenvolvimento adequado do cérebro e das funções executivas, e orientar sobre o uso adequado das telas são pilares essenciais para o desenvolvimento infantil saudável e o manejo de condições como o TDAH.

Sobre a relação entre o Transtorno de Déficit de Atenção e Hiperatividade (TDAH), o vício em jogos digitais (gaming disorder) e as alterações no cérebro. Aqui estão alguns pontos chave

Deficits no sistema de recompensa no TDAH*: De acordo com os estudos de Salerno et al. (2022), no TDAH ocorrem déficits no sistema de recompensa, envolvendo áreas como o córtex cingulado anterior, córtex pré-frontal e orbito frontal. O córtex cingulado anterior, em particular, desempenha um papel crucial na regulação da atividade neuronal da rede de controle executivo e influencia a tomada de decisões relacionadas ao sistema de recompensa, emoções e regulação do comportamento.

Redução da massa cinzenta cerebral: Tanto no TDAH quanto no vício em jogos digitais, foi observada uma redução na massa cinzenta cerebral em áreas como o córtex cingulado anterior e pré-frontal. Essas alterações estão associadas a déficits de atenção e a problemas relacionados ao sistema de recompensa, sugerindo uma sobreposição nas bases neurobiológicas de ambas as condições.

Conectividade funcional cerebral*: pesquisas atuais também destacam a redução da conectividade funcional cerebral entre o córtex frontal e o subcorticóide em pacientes com TDAH e vício em jogos digitais. Especificamente, houve uma diminuição da funcionalidade cerebral em regiões como o giro frontal médio direito para o caudado e do cingulado esquerdo para o caudado em comparação com pacientes normais. Isso sugere que a comunicação entre essas áreas cerebrais importantes pode estar comprometida nessas condições.

A imersão sem precedentes no cenário digital tem gerado debates acalorados sobre os efeitos dos jogos online, particularmente no contexto do Transtorno do Déficit de Atenção e Hiperatividade (TDAH). A Internet Gaming Disorder (IGD) emergiu como uma preocupação relevante, à medida que evidências apontam para seu potencial agravante nos sintomas do TDAH em crianças e adolescentes.

Aqui, vamos explorar como a exposição excessiva a jogos online pode intensificar os desafios enfrentados por indivíduos com TDAH, resultando no aumento da gravidade dos sintomas, na irritabilidade e na perda de controle associados ao vício em jogos.

A interseção entre a exposição crônica a jogos online e o TDAH revela um intricado emaranhado de fatores que se influenciam mutuamente. Os jogos online, com sua natureza envolvente e propensão a recompensas constantes, podem exercer uma poderosa atração sobre jovens com TDAH, cujas dificuldades de concentração e busca por estímulos estão intrinsecamente ligadas à própria essência dos jogos eletrônicos.

A amplificação dos sintomas do TDAH é uma consequência direta da imersão profunda no mundo dos jogos online. A impulsividade, a desatenção e a hiperatividade, características centrais do transtorno, podem ser exacerbadas quando expostas a ambientes virtuais que demandam atenção constante, tomadas de decisão rápidas e reações imediatas.

Como resultado, a capacidade de regular o comportamento e manter o foco nas tarefas cotidianas pode ser significativamente comprometida, levando a uma espiral descendente de sintomas agravados.

Aumentar a gravidade dos sintomas é apenas a ponta do iceberg quando se trata da interação entre jogos online e TDAH. A crescente irritabilidade é outro desdobramento comum, conforme a frustração resultante da inabilidade de controlar o tempo gasto nos jogos e a dificuldade em interromper ou moderar o uso culmina em reações emocionais intensificadas. O ciclo de recompensa intrínseco aos jogos online, aliado à instabilidade emocional característica do TDAH, pode criar um ambiente propício para explosões emocionais e conflitos interpessoais.

A perda de controle e o desejo incontrolável, sintomas fundamentais do vício em jogos, tornam-se ainda mais prementes quando combinados com o TDAH. A compulsão por jogar pode ultrapassar os limites saudáveis, resultando na negligência de responsabilidades diárias, na deterioração das relações familiares e sociais e na perda de interesse por atividades antes consideradas essenciais.

A incapacidade de moderar o uso de jogos online não apenas reforça a dependência psicológica, mas também mina a autoestima e a autonomia do indivíduo.

Capítulo 5

Desafios e controvérsias envolvendo o diagnóstico e medicação do TDAH

Segundo a teoria científica vigente, no transtorno de déficit de atenção e hiperatividade ocorre uma disfunção na transmissão dopaminérgica em áreas do cérebro como a região frontal (incluindo o córtex pré-frontal, frontal motora e giro cíngulo), regiões subcorticais (estriado, tálamo médiodorsal) e na região límbica cerebral (núcleo acumbens, amígdala e hipocampo). Mais especificamente, as falhas nos circuitos entre o córtex pré-frontal e a amígdala, devido à neurotransmissão de catecolaminas, resultam nos sintomas de esquecimento, falta de atenção, impulsividade e desorganização.

A interseção entre Transtorno de Déficit de Atenção e Hiperatividade (TDAH) e comorbidades cognitivas, transtornos invasivos do desenvolvimento e distúrbios de aprendizagem desafia o campo da saúde mental infantojuvenil.

Não existem exames específicos para realizar um diagnóstico deste transtorno e é por isso que para um indivíduo ser diagnosticado com TDAH é necessário a realização de uma minuciosa investigação clínica da história do paciente, e também o uso de instrumentos como: entrevistas, escalas e testes psicológicos.

A utilização de medicamentos no tratamento do Transtorno do Déficit de Atenção e Hiperatividade (TDAH) é voltada para a melhoria da qualidade de vida, sendo comumente eficaz na grande maioria dos casos. Para alcançar resultados positivos, é fundamental identificar os sintomas que mais causam desconforto, considerando a variabilidade de manifestações do TDAH.

Existem três grupos principais de medicamentos empregados no tratamento do TDAH: os estimulantes, os antidepressivos e os complementares.

Em muitas situações, é necessário combinar medicamentos dessas categorias para obter o efeito terapêutico desejado.

Os medicamentos prescritos são os mesmos para adultos e crianças, variando apenas na dosagem. A definição da medicação correta e da dosagem ideal pode demandar um período de ajustes. No entanto, é importante ressaltar que a abordagem medicamentosa não representa a totalidade do tratamento do TDAH, sendo um componente complementar essencial para melhorar a qualidade de vida e a produtividade.

Portanto, os medicamentos devem ser vistos como parte integrante de um tratamento abrangente, e não como solução isolada para a condição.

O desempenho do professor é importante no desenvolvimento do aluno com TDAH, no entanto, se a escola não o apoiar ou não lhe conceder a contribuições necessárias para atingir a meta pedagógica, o esforço e o trabalho até agora alcançados irão regredir ou incapacitar, não atingindo o desenvolvimento desejado de aprendizagem biopsicossocial desses alunos.

Esse grupo de pacientes revela um substrato clínico complexo, apresentando um significativo comprometimento funcional, o que impõe desafios ao clínico no diagnóstico e tratamento.

A limitação dos sistemas classificatórios vigentes em psiquiatria infantil dificulta a identificação precisa das comorbidades, não acompanhando a riqueza e diversidade de apresentações clínicas observadas na prática clínica diária.

A abordagem contemporânea preconiza a adoção de uma perspectiva dimensional e não categórica no diagnóstico em psiquiatria da infância e adolescência. Essa mudança de paradigma surge como uma alternativa viável para a melhor compreensão e manejo desses pacientes complexos.

A compreensão da sintomatologia do TDAH e suas manifestações em associação com outras condições exige uma visão ampla e integrativa, afastando-se de uma abordagem estritamente dicotômica.

O tratamento dos sintomas de desatenção e hiperatividade-impulsividade emerge como uma estratégia terapêutica central nesses casos. Apesar da falta de diretrizes claramente estabelecidas para essas situações específicas, a intervenção precoce e multidisciplinar se apresenta como uma abordagem promissora.

A combinação de intervenções farmacológicas, psicossociais e educacionais deve ser cuidadosamente personalizada para atender às necessidades individuais de cada paciente, levando em consideração tanto os sintomas do TDAH quanto as comorbidades presentes.

A complexidade desses casos ressalta a importância do trabalho colaborativo entre profissionais de diferentes áreas, incluindo psiquiatras, psicólogos, pediatras, terapeutas ocupacionais e educadores. Uma equipe multidisciplinar bem articulada permite uma avaliação abrangente e uma intervenção holística, considerando não apenas os sintomas manifestos, mas também o contexto social, familiar e escolar do paciente.

A atuação clínica diante de pacientes com sintomas de TDAH associados a déficits cognitivos, transtornos do desenvolvimento ou de aprendizagem demanda uma abordagem integrada e flexível. A transição para uma concepção dimensional no diagnóstico e tratamento dessas condições oferece uma visão mais ajustada à complexidade e individualidade desses pacientes, permitindo uma assistência mais eficaz e personalizada no âmbito da saúde mental infanto-juvenil.

A hiperatividade no contexto escolar se apresenta como um desafio significativo, impactando não apenas o aluno diagnosticado com Transtorno do Déficit de Atenção e Hiperatividade (TDAH), mas também o ambiente educacional como um todo.

A presença de agitação, inquietação e dificuldade de concentração por parte desses estudantes requer abordagens específicas e sensíveis por parte dos educadores, a fim de promover um ambiente propício ao aprendizado e desenvolvimento desses indivíduos.

Ao longo da história educacional, a identificação e compreensão da hiperatividade em estudantes com TDAH têm evoluído, reconhecendo a importância de estratégias diferenciadas que atendam às necessidades destes alunos. Embora a pesquisa sobre o transtorno remonte ao século XX, ainda não existe uma fórmula universal para lidar com suas manifestações em sala de aula. **Cada**

aluno é único e requer abordagens personalizadas para alcançar seu pleno potencial acadêmico.

Neste cenário, cabe aos professores adotarem intervenções que sejam eficazes e inclusivas, favorecendo a aprendizag,,0,,8em e o desenvolvimento socioemocional do aluno com TDAH. Uma dessas abordagens eficazes envolve a utilização de atividades lúdicas, tais como jogos e brincadeiras, que se mostram como ferramentas pedagógicas valiosas para engajar e motivar esses estudantes.

Diversos estudos têm destacado o impacto positivo dos jogos no processo de ensino e na atenção dos alunos com TDAH.

Atividades como quebra-cabeças, jogo da memória, bingo e jogos de tabuleiro não apenas estimulam a concentração e a cognição desses alunos, mas também promovem a interação social e a criatividade. Através dessas atividades, os estudantes com TDAH encontram um ambiente estimulante que os auxilia a focarem em tarefas específicas e a desenvolverem habilidades cognitivas essenciais.

É fundamental ressaltar que a abordagem lúdica não substitui as demais estratégias de ensino, mas complementa o repertório do professor, oferecendo alternativas dinâmicas e atrativas para favorecer o processo educacional de todos os alunos, incluindo aqueles com TDAH. A diversidade de ferramentas e metodologias disponíveis permite a adaptação do ambiente educacional para atender às necessidades individuais de cada estudante, promovendo assim a equidade e a inclusão no contexto escolar.

A hiperatividade no contexto escolar exige uma abordagem holística e personalizada, na qual os educadores desempenham um papel fundamental na identificação e implementação de estratégias eficazes para auxiliar alunos com TDAH a superarem desafios e alcançarem seu pleno potencial acadêmico e pessoal.

A integração de atividades lúdicas no processo educacional se mostra como uma ferramenta valiosa para enriquecer o aprendizado e promover a participação ativa de todos os estudantes, contribuindo assim para a construção de um ambiente educacional mais inclusivo e acolhedor para a diversidade de perfis e necessidades presentes em uma sala de aula contemporânea.

Destaca se aqui a importância da implementação de metodologias diferenciadas no acompanhamento de alunos com TDAH, enfatizando a necessidade de um apoio especializado e personalizado para garantir o sucesso na vida escolar. Vamos abordar os principais pontos levantados:

Metodologias Específicas: O acompanhamento profissional especializado para alunos com TDAH é fundamental. Métodos de ensino adaptados às necessidades individuais dos estudantes podem melhorar significativamente seu desempenho acadêmico, promover a concentração e motivá-los a aprender de maneira mais eficaz.

Envolvimento do Docente: O engajamento, criatividade e esforço por parte dos professores são essenciais. Eles precisam reconhecer e respeitar as particularidades de cada aluno, trabalhando em parceria com a família para oferecer um suporte consistente e integral.

Integração Família-Escola: A família desempenha um papel crucial no apoio aos alunos com TDAH, sendo importante que esteja em constante diálogo com a escola. Juntos, escola e família podem identificar estratégias eficazes para auxiliar os estudantes em suas atividades diárias, promovendo um ambiente de convivência saudável e enriquecedor.

Ambientes Estimulantes: A criação de ambientes educacionais que favoreçam a aprendizagem significativa é fundamental. Esses ambientes devem ser acolhedores, motivadores e propícios ao desenvolvimento cognitivo, emocional e social dos alunos, contribuindo para seu crescimento pessoal e acadêmico.

Ao adotar metodologias diferenciadas, envolver professores empenhados, promover a integração entre família e escola, e criar ambientes estimulantes, é possível proporcionar um suporte mais eficaz e abrangente para alunos com TDAH, contribuindo para o seu sucesso acadêmico e desenvolvimento global.

Capítulo 6

Estratégias para gerenciamento e tratamento do TDAH

O diagnóstico preciso e o tratamento adequado é fundamental para o desenvolvimento saudável e a inclusão educacional das crianças com TDAH. Para tanto, a atuação de uma equipe multidisciplinar é essencial, empregando métodos e instrumentos específicos para avaliar o funcionamento cognitivo, emocional, social e acadêmico do indivíduo diagnosticado.

A abordagem multidisciplinar no diagnóstico do TDAH de uma criança é crucial, pois envolve profissionais de diferentes áreas, como psicólogos, psiquiatras, pedagogos, entre outros. Através de técnicas como observação, entrevistas estruturadas, questionários e testes específicos, é possível obter uma avaliação abrangente do quadro do paciente, possibilitando um cuidado completo e personalizado.

Ao investigar o funcionamento intelectual, emocional, social e acadêmico da criança com TDAH, a equipe multidisciplinar pode identificar suas necessidades e potenciais, embasando intervenções e estratégias para o seu desenvolvimento e aprendizagem.

A atuação durante a fase escolar é de suma importância, pois permite um planejamento adequado para a inclusão do aluno no ambiente educacional e a continuidade do tratamento fora do contexto escolar, quando necessário.

É papel fundamental do professor adaptar suas práticas pedagógicas de acordo com as demandas e características do aluno com TDAH. Para evitar equívocos e confusões com outras condições ou comportamentos, a sensibilização e capacitação dos educadores são essenciais. Além disso, o apoio do psicopedagogo se torna um recurso valioso, pois ele não só auxilia na implementação de estratégias educacionais, mas também promove mudanças no ambiente familiar e escolar, orientando todos os envolvidos no processo de ensino-aprendizagem.

A abordagem multidisciplinar no diagnóstico e tratamento do TDAH em crianças é fundamental para garantir uma intervenção eficaz e abrangente. A colaboração entre profissionais de diferentes áreas, aliada ao engajamento da escola e da família, é essencial para promover o desenvolvimento saudável e a inclusão desses alunos no ambiente escolar.

O conhecimento e a atuação adequada de todos os envolvidos são pilares para o sucesso no manejo do TDAH na infância, visando sempre o bem-estar e o progresso das crianças diagnosticadas com essa condição.

Com atenção e trabalho conjunto, é possível criar um ambiente escolar acolhedor e favorável ao desenvolvimento de todas as crianças, incluindo aquelas com TDAH, permitindo que alcancem seu máximo potencial e tenham sucesso em seu percurso educacional.

A questão das dificuldades de aprendizagem é um tema complexo e relevante no contexto educacional atual, pois afeta inúmeros alunos, muitas vezes sem o devido reconhecimento por parte dos educadores.

Quando tais desafios não são identificados e tratados adequadamente, podem se transformar em um peso significativo na vida escolar dos discentes. O não diagnóstico dessas dificuldades pode levar à estigmatização e à atribuição de rótulos pejorativos, tais como preguiçoso, por parte de colegas, professores e até mesmo da própria família.

Alguns estudantes enfrentam extrema dificuldade no processo de aprendizagem, mesmo se empenhando ao máximo, e acabam não alcançando sucesso acadêmico, o que pode resultar em desmotivação e baixa autoestima.

Para identificar um indivíduo com dificuldades de aprendizagem, é necessário observar atentamente seus aspectos cognitivos e comportamentais, levando em consideração fatores como o Transtorno do Déficit de Atenção e Hiperatividade (TDAH).

O TDAH é reconhecido como uma condição neurobiológica que afeta uma parcela significativa de crianças, sendo estimado que acometa de 3% a 7% dos jovens no Brasil e em diversas regiões do mundo.

Desse modo, torna-se imperativo que a comunidade educacional, juntamente com profissionais da saúde e os próprios familiares, estejam atentos às nuances das dificuldades de aprendizagem, incluindo aquelas relacionadas ao TDAH, a fim de proporcionar um suporte adequado e individualizado aos estudantes que enfrentam tais desafios. É essencial promover um ambiente educacional inclusivo e acolhedor, que estimule o desenvolvimento dos potenciais de cada aluno e que reconheça as diferenças individuais como uma riqueza a ser valorizada.

A conscientização e a compreensão sobre as dificuldades de aprendizagem, aliadas a estratégias de intervenção e suporte, são fundamentais para garantir que todos os alunos tenham a oportunidade de se desenvolver plenamente e alcançar seu máximo potencial, independentemente dos obstáculos que possam enfrentar em seu percurso educacional e pessoal.

A interação da criança com TDAH dentro do núcleo familiar é fundamental. Muitas vezes, as crianças com TDAH são tratadas de maneira tão individualizada que se perde de vista sua integração social com a família e a escola. É importante reconhecer que essas crianças são seres sociais, envolvidos em várias interações que desempenham um papel crucial em seu desenvolvimento. Embora o TDAH tenha uma forte base biológica e hereditária, é essencial considerar o impacto significativo que as interações sociais têm na manifestação desse transtorno em crianças afetadas.

As dificuldades enfrentadas pelos membros da família de uma criança com TDAH certamente influenciam a forma como essa criança é percebida, tratada, educada, amada e preparada para a vida adulta. Essa influência tem um efeito duradouro e singular sobre o adolescente e o adulto que essa criança se tornará.

Importante

Segundo dados da cellerafarma, embora não haja evidências definitivas que expliquem por que pessoas com TDAH são mais suscetíveis ao abuso de álcool e outras drogas, várias hipóteses foram propostas, incluindo as seguintes:

Tentativa de amenizar os sintomas do TDAH - muitas pessoas com TDAH, sobretudo aquelas que não recebem tratamento, recorrem a substâncias para melhorar a atenção, o foco e a impulsividade, por exemplo. Esse tipo de "automedicação", contudo, agrava os sintomas do TDAH.

Lidar com as implicações do TDAH - os sintomas do TDAH podem afetar a vida social, profissional e acadêmica, causando angústia, baixa autoestima e outros sentimentos negativos a quem sofre com a condição. Muitos desses problemas são fatores de risco para o abuso de substâncias.

Ligação genética - é possível que os genes associados ao comportamento de risco e à busca por novidades predisponham um indivíduo tanto ao TDAH como ao abuso de substâncias.

Existem outros fatores que aumentam o risco do desenvolvimento de vício, tais como:

- Histórico de abuso de substância na família;
- Coexistência de outros problemas de saúde mental, como depressão e ansiedade;
- Influência de pessoas próximas que usam drogas;
- Problemas de relacionamento com a família;
- Sentimento de desconexão com as pessoas ao redor.

Quais são os sinais de abuso de substâncias?

Quando uma pessoa possui dependência por qualquer tipo de substância, alguns sinais ficam evidentes. Eles incluem:

- Compulsão pela substância e desejo constante de consumi-la.
- Esforços malsucedidos para tentar ficar sem usar a substância;
- Dificuldade para controlar a frequência e a quantidade ingerida;
- Necessidade de aumentar continuamente as quantidades consumidas para atingir o efeito desejado;
- Interferência no cumprimento das obrigações e nos relacionamentos interpessoais devido ao uso da substância;
- Abandono de hábitos;
- Agressividade e outras mudanças de comportamento;
- Crises de abstinência;
- Descuido com a aparência;
- Desenvolvimento de outros transtornos mentais como depressão, ansiedade, crises de pânico e paranoias.

Importante – se houver suspeita de um problema com álcool ou drogas, é essencial procurar ajuda profissional.

Tratamento TDAH e vícios

O tratamento precoce do TDAH na infância ajuda a controlar os sintomas e evitar o impacto deles na vida do paciente, reduzindo, assim, a chance de abuso de substâncias na adolescência e na vida adulta. Além disso, o tratamento de problemas de saúde mental que geralmente acompanham o TDAH, como ansiedade e depressão, também é importante e pode diminuir o risco de dependência.

O tratamento do TDAH pode envolver:

Psicoterapia - a psicoterapia indicada para o tratamento do TDAH chama-se terapia cognitivo-comportamental, com a aprendizagem de técnicas para o gerenciamento da condição;

Medicação - uma das escolhas do médico pode ser os medicamentos estimulantes, capazes de reduzir os sintomas do TDAH em cerca de 70% dos casos. Quando não há resposta a estimulantes, o profissional de saúde pode recomendar certos tipos de antidepressivos.

Quanto ao manejo do TDAH e do transtorno do uso de substâncias (TUS) concomitantes, **é necessária uma avaliação abrangente que considere os dois diagnósticos**, pois um interfere no outro. O tratamento simultâneo de ambas as condições pode ser a melhor abordagem.

Os medicamentos mais comumente prescritos para o TDAH são substâncias controladas, o que significa que têm o potencial de levar ao abuso e ao vício. Por causa disso, existe um equívoco comum de que é arriscado consumi-los. Na verdade, estudos indicam o oposto: **pessoas diagnosticadas com TDAH que tomam a medicação conforme prescrita pelo médico são menos propensas ao uso indevido de substâncias do que aquelas que não recebem tratamento.**

Além disso, não há evidências de que tomar medicamentos psicoestimulantes para tratamento do TDAH com orientação médica torne o indivíduo mais propenso a desenvolver dependência. O risco aumentado é devido ao próprio transtorno, não à medicação estimulante.

Porém, no caso de pessoas com TDAH que já possuem um vício, o profissional de saúde pode recomendar que o tratamento seja feito com outros medicamentos, a fim de evitar o uso indevido.

Sobre a autora

Valdira Abreu Magalhães Nina Lee de Sá

Graduada em Direito, Pedagogia, Letras/Português e Espanhol, Filosofia, Biologia e graduanda em Biomedicina. Pós-graduada em Ciências da Saúde, Gerontologia e Geriatria, Educação Especial Inclusiva e Transtorno do Espectro Autista, Metodologia Ensino Superior, Neuropsicopedagogia clínica, Psicanálise, Psicologia clínica e educacional, Psicologia Comportamental e Analítica, Avaliação Psicológica e Psicodiagnóstico, Síndrome de Down, Fala e Linguagem, Direitos Humanos, Medicina Chinesa, Terapias Integrativas e Alternativas, Neurociências Clínica, Síndrome do Pânico, Depressão, Parkinson e Alzheimer. Direito médico, Deficiências Múltiplas e Sensoriais. Sociologia e Filosofia. Professora de Pós-graduação na Universidade do Oeste Paulista - UNOESTE. Atua há três décadas na educação e saúde. Atendimento Clínico e educacional. Registro OAB RO 3154 - OABSP 473492 - Conselho Brasileiro de Psicanálise Clínica n. 451, IBTH n.94968, Sociedade Brasileira de Neuropsicopedagogia n. 10475 .Palestrante, escritora, filosofa, advogada, Biologa, Neuropsicopegoga,Apaixonada por educação e pela alma humana. **Contato:** 018 99607825 - 069 92449858 - ninaleerond@hotmail.com
Mídias Sociais: Instagram Nina_lee_magalhaes

Sinopse

TDAH - Déficit de Atenção: distúrbio ou apenas distração?, é um trabalho abrangente que explora a complexidade do Transtorno de Déficit de Atenção e Hiperatividade (TDAH), questionando se ele representa uma condição clinicamente reconhecida ou simplesmente uma reação aos crescentes estímulos na vida contemporânea. A obra aborda as raízes biológicas do TDAH, seus impactos psicológicos e sociais, assim como estratégias para o seu manejo e tratamento. São discutidos aspectos como a influência da tecnologia e das redes sociais na capacidade de concentração, as variações do transtorno em diferentes faixas etárias, os desafios acadêmicos e profissionais enfrentados por indivíduos com TDAH, e as controversas relacionadas ao diagnóstico e uso de medicamentos. Um dos destaques do livro é a sua abordagem prática na superação dos desafios associados ao TDAH. São oferecidas orientações para pais, educadores e profissionais criarem ambientes favoráveis ao foco e à eficiência. Além disso, são apresentadas estratégias para auxiliar pessoas com TDAH no desenvolvimento de habilidades organizacionais e controle da impulsividade. Um livro que vale ler, reler e por em prática o que entender como possível.

www.ingramcontent.com/pod-product-compliance
Ingram Content Group UK Ltd.
Pitfield, Milton Keynes, MK11 3LW, UK
UKHW021956190726
13853UKWH00004B/1578